ABNEHMEN
IN DEN
WECHSELJAHREN

Stoffwechsel anregen, Fett verbrennen
und gesund abnehmen + Anti Aging Ernährung

Svenja Huber

Bibliografische Information der Deutschen Nationalbibliothek.

Die Deutsche Nationalbibliothek verzeichnet diese Publikation in der Deutschen Nationalbibliografie; detaillierte bibliografische Daten sind im Internet über http://dnb.dnb.de abrufbar.

Für Fragen und Anregungen:
info@eulogiaverlag.de

ISBN Print: 978-3-96967-021-7

Originale Erstausgabe 2021

Eulogia Verlags GmbH
Gänsemarkt 43
20354 Hamburg

Lektorat: Ramon Thorwirth
Satz und Layout: Tomasz Dębowski
Umschlaggestaltung: Aleksandar Petrović

ABNEHMEN
IN DEN
WECHSELJAHREN

Stoffwechsel anregen, Fett verbrennen
und gesund abnehmen + Anti Aging Ernährung

EULOGIA
VERLAG

Inhaltsverzeichnis

1. Vorwort 3

2. Wechseljahre 5

2.1 Definition Wechseljahre 5

2.2 Phasen der Wechseljahre 6

2.3 Gewichtszunahme in den Wechseljahren 9

2.4 Bin ich in den Wechseljahren? (Test) 14

2.5 Mythen über die Wechseljahre 17

2.6 Allgemeine Tipps für die Wechseljahre 24

3. Hormone 33

3.1 Definition Hormone 33

3.2 Hormone in den Wechseljahren 34

3.3 Erklärung wichtiger Hormone 36

3.3.1 Östrogen 36

3.3.2 Progesteron 38

3.3.3 Cortisol 40

3.3.4 Insulin 42

3.3.5 Melatonin 43

3.4 Natürliche Regulierung der Hormone 45

3.5 Tipps für einen ausgeglichenen Hormonhaushalt 53

4. Abnehmen in den Wechseljahren 58
4.1 Diät in den Wechseljahren 58
4.2 Anregung des Stoffwechsels........................ 60
4.3 Messen statt wiegen.............................. 64
4.4 Tipps für ein gesundes Abnehmen
in den Wechseljahren 67
4.5 20 Rezepte für die Wechseljahre.................. 71

5. Sport in den Wechseljahren 88
5.1 Sportarten in den Wechseljahren.................. 88
5.2 Krafttraining in den Wechseljahren 90
5.3 Übungen mit dem eigenen Körpergewicht 93
5.4 Ausdauertraining in den Wechseljahren 97

6. Bonus: Anti Aging 98

7. Schlusswort 102

1. Vorwort

Das Thema Wechseljahre ist für viele Frauen immer noch ein unangenehmes Thema, dabei sind die Wechseljahre ganz natürlich. Sie müssen sich dafür nicht schämen! Bei jeder Frau werden sie irgendwann eintreten. Seien Sie sich bewusst, dass die Eizellen in Ihrem Körper endlich sind. Die Eierstöcke produzieren in einem Alter zwischen 40 und 50 Jahren kaum noch weibliche Hormone und stellen die Produktion langsam ein. Bei jeder Frau wirken sich die Wechseljahre unterschiedlich aus. Wenige bemerken kaum etwas, wohingegen die Mehrheit extreme emotionale und körperliche Symptome verspürt. Diese können zum Beispiel Schwindel, unregelmäßige Periode, Hitzewallungen oder Stimmungsschwankungen sein. Die Pharma-Industrie versucht, Frauen einzureden, dass eine Hormonersatztherapie helfen könne. Bedenken Sie jedoch, dass dies mit Gefahren verbunden ist. Viele Studien können belegen, dass dies das Risiko erhöht, an Gebärmutterhals- oder Brustkrebs zu erkranken. Von daher ist es sinnvoller, wenn Sie sich nach gesünderen Alternativen umsehen. Hier hilft manch ein homöopathisches Mittel, aber auch hier ist Vorsicht geboten. Es kann sein, dass Sie bei manchen Mitteln sogar noch mehr Beschwerden bemerken als vorher. Entspannung und Sport können jedoch genauso gut helfen, das Wohlbefinden, sprich Ihren Geist und Körper, zu stärken. Wenn Sie sich sportlich betätigen, ist dies nicht nur hilfreich bei Ihren Beschwerden, sondern es hilft auch, Stress abzubauen, den Körper fit zu halten und das Selbstwertgefühl zu steigern. In diesem Buch wird auf all dies eingegangen und Sie können hier ebenfalls ein paar hilfreiche Tipps finden. Aufgrund des hohen Praxisbezuges sowie der unterschiedlichen Methoden und Anwendungen kann Ihnen das Abnehmen in den Wechseljahren sogar sehr gut gelingen. Sind Sie neugierig geworden? Dann sollten Sie jetzt einfach weiterlesen und erfahren, wie Sie angenehmer und unbeschwerter durch die Wechseljahre kommen.

2. Wechseljahre

2.1 Definition Wechseljahre

In den Wechseljahren findet bei der Frau eine hormonelle Umstellung, auch Klimakterium genannt, statt. Die Zeit, in der Sie sich in den Wechseljahren befinden, sind die Jahre vor sowie nach der letzten Periode. Es ist der Übergang in die Lebensphase, in der Sie leider keine Kinder mehr bekommen können. Bei den meisten Frauen setzen die Wechseljahre ab Mitte 40 ein. Dann produzieren die Eierstöcke nach und nach immer weniger Geschlechtshormone und ein Ausbleiben des Eisprungs wird immer häufiger. Somit reduziert sich auch Ihre Fruchtbarkeit. Ein merkliches Anzeichen dafür ist zum Beispiel, dass Ihre Monatsblutungen zunehmend unregelmäßiger werden und am Anfang die Zyklen kürzer und später meistens länger werden. Letztendlich wird Ihre Monatsblutung komplett enden. Ihre letzte Periode wird als Menopause bezeichnet. Durchschnittlich bekommen Frauen diese im Alter von 51 Jahren. Dies kann jedoch variieren. Es gibt Frauen, bei denen die Menopause bereits im 45. Lebensjahr oder früher eintritt, bei anderen wiederum setzt diese erst zwischen dem 50. und 60. Lebensjahr ein. Es werden dann noch zusätzliche Jahre vergehen, bis dieser Vorgang der hormonellen Umstellung komplett abgeschlossen ist. Möchten Sie sicher sein, ob auch bei Ihnen bereits die Wechseljahre eingesetzt haben, kann Ihr Frauenarzt eine Hormonuntersuchung durchführen, um entsprechende Hinweise zu bekommen. Diese bezahlen Krankenkassen allerdings nur in Sonderfällen, wenn zum Beispiel Ihre Periode vor Beginn des 40. Lebensjahres stoppt. Dann ist von einer vorzeitigen Menopause die Rede. Sollte diese bei Ihnen eintreten, müssen Sie sich jedoch keine großen Sorgen machen. Dies kann genetisch bedingt sein oder auch auf vorherigen medizinischen Eingriffen basieren.

2.2 Phasen der Wechseljahre

Sie müssen wissen, dass die Zeit der Wechseljahre im Leben einer Frau recht einschneidend sein kann. Für die meisten Frauen macht sich diese Zeit nicht nur beim Körper und Geist bemerkbar. Sie kann unter Umständen auch die Lebensqualität beeinträchtigen oder auch Auswirkungen auf das Arbeitsleben sowie auf die Beziehung zu Ihrem Lebenspartner haben. Die Wechseljahre werden deshalb auch als Zeit des Umbruchs bezeichnet. Es gibt hierbei vier Phasen, die nachfolgend beschrieben werden.

Phase 1: Prämenopause

Die Prämenopause ist quasi Schritt eins, mit der die Wechseljahre beginnen. Beginnen kann sie etwa im Alter von 35 Jahren. Hier könnten Sie erste Anzeichen dafür verspüren, dass eine Veränderung Ihres Hormonhaushaltes stattfindet. Ebenso wird Ihr Körper in der Phase damit beginnen, die Produktion der Schwangerschaftshormone zu reduzieren. In diesem Fall kann es vermehrt zu einer Östrogenbildung kommen.

Des Weiteren können sich die ersten hormonbedingten Veränderungen dahingehend bemerkbar machen, dass Sie Ihre Periode unregelmäßiger oder auch stärker bekommen. Wie davor erwähnt, werden am Anfang die Monatszyklen meistens kürzer und zu einem späteren Zeitpunkt länger. Diese Phase kann auch mit ersten Symptomen, wie zum Beispiel Schlafstörungen, Spannungen in der Brust oder Stimmungsschwankungen, einhergehen.

Phase 2: Perimenopause

Diese Phase wird als Hauptphase in den Wechseljahren bezeichnet und beginnt normalerweise bei Frauen im Alter zwischen 45 und 50 Jahren. In der

Perimenopause produzieren Ihre Eierstöcke immer weniger Östrogene, die Periode wird noch unregelmäßiger eintreten oder bleibt ganz aus und es können außerdem Begleiterscheinungen wie Schweißausbrüche, Hitzewallungen sowie Nachtschweiß auftreten. Sie könnten in der Zeit auch mehr Müdigkeit verspüren und Ihre Schleimhäute könnten etwas spröde und trocken werden. Machen Sie sich jedoch keine Sorgen: Wenn dies eintreten sollte, dann sind das typische Symptome des Klimakteriums.

Phase 3: Menopause

In dieser Phase hat eine Frau ihre letzte Monatsblutung und dies wird als tatsächliche Menopause benannt. Ihr Körper hat die Hormonproduktion so weit heruntergefahren, dass kein Eisprung mehr stattfinden kann. Die Menopause tritt bei Frauen durchschnittlich im 50. Lebensjahr ein.

Phase 4: Postmenopause

Haben Sie zirka über ein Jahr Ihre Periode nicht mehr bekommen, befinden Sie sich in der 4. und letzten Phase, der Postmenopause. Jetzt ist die Zeit gekommen, in der sich die Hormonspiegel in Ihrem Körper wieder stabilisieren. Des Weiteren gewöhnt sich Ihr Körper immer mehr an die Hormonumstellung und die Begleiterscheinungen bzw. Beschwerden der Wechseljahre nehmen ab. Das Ende

Ihrer Wechseljahre ist nun erreicht. Wann dies genau eintritt, ist allerdings wieder von Frau zu Frau unterschiedlich.

2.3 Gewichtszunahme in den Wechseljahren

Sind die Wechseljahre erst einmal eingetreten, kämpfen die meisten Frauen mit Gewichtsproblemen und nehmen schneller zu. Nicht jede Frau ist gleich, aber in dieser Zeit begutachten Frauen Ihren Körper noch ein wenig mehr. Wenn Sie beispielsweise immer eine schlanke Figur haben, so kann es sein, dass Sie in den Wechseljahren ein kleines „Bäuchlein“ bekommen. Des Weiteren könnte sich Ihre Körperform etwas verändern. Doch warum ist das so? Sicherlich denken Sie, dass die Hormonumstellung schuld daran ist. Der wahre Grund ist jedoch die Ernährung. Ihr Körper benötigt im zunehmenden Alter nicht mehr so viel an energiereicher Nahrung. Behalten Sie trotzdem Ihre Essensgewohnheiten bei, werden Sie sicherlich pro Jahr 1 kg Körpergewicht zunehmen. Hinzu kommt noch, dass der benötigte Energieverbrauch Ihres Körpers sinkt. Dies bedeutet, dass zum Beispiel die Leistung des Stoffwechsels nachlässt. Dafür benötigt Ihr Körper nunmehr viel mehr Vitamine und Mineralstoffe. Jetzt ist es umso wichtiger, dass Sie sich während den Wechseljahren gesund und ausgewogen ernähren. Auch Sport ist jetzt sehr wichtig, denn je älter wir werden, umso mehr Muskelmasse verlieren wir. Gerade wenn Sie viel sitzen, wird dies noch begünstigt. Allerdings können Sie mit gezieltem Muskeltraining dagegen steuern.

Achten Sie auch stets darauf, dass Sie Ihrem Körper nicht mehr Energie zuführen, als er verbrauchen kann. Die überschüssige Energie wird nämlich von Ihrem Körper gespeichert und legt diese als sogenannte Fettreserven an. Bei Frauen jüngeren Alters macht sich dies mehr an Oberschenkeln und Hüfte bemerkbar. Sie werden aber merken, dass sich die Stellen, in denen sich das Fett verteilt, mit der Zeit verändern. Da die Produktion der Östrogene in den Wechseljahren nachlässt, zeigt sich dann eher ein Fettverteilungsmuster, wie man es bei Männern kennt. Jetzt kann man erkennen, dass sich das Fett eher am Bauch verteilt. Zusätzlich lagert sich das Fett im Bauchraum zwischen Ihren Organen an. Dieses wird auch viszerales Fett genannt. Im Grunde ist dies gar nicht so unpraktisch, denn dadurch sind Ihre Organe besser geschützt und das Fett ist zudem sehr aktiv, was den Stoffwechsel betrifft. Somit produziert dieses Fettgewebe vorteilhafterweise auch Östrogene. Aus diesem Grunde ist eine leichte Gewichtszunahme in den Wechseljahren gar nicht so schlecht für Sie und kann Ihnen sogar helfen, die typischen Begleiterscheinungen zu mindern. Aber achten Sie bitte darauf, dass Sie nicht zu viel Fettspeicher anlegen, denn ganz so harmlos ist dieser dann doch nicht. Es werden dann nämlich Botenstoffe und Fettsäuren freigesetzt, die Entzündungen in Ihrem Körper fördern können. Dadurch kann Bluthochdruck entstehen oder sich sogar der Blutzuckerspiegel erhöhen. Aus diesem Grunde ist das viszerale Fett ein absoluter Risikofaktor für Ihr Herz-Kreislauf-System. Darüber hinaus laufen Sie Gefahr, an Diabetes zu erkranken. Die Östrogene haben sonst die ganze Schutzarbeit übernommen. In den Wechseljahren können Sie sich darauf nun leider nicht mehr verlassen. Deshalb ist es umso wichtiger, sich sportlich zu betätigen und sich gesund zu ernähren. Somit kann das Bauchfett auch schnell wieder unter Kontrolle gebracht werden.

Wie Sie ganz einfach Kalorien sparen können:

- Vermeiden Sie unbedingt Softdrinks jeglicher Art. Fruchtsäfte sollten Sie –wenn möglich – mit Mineralwasser verdünnen.
- Bitte verzichten Sie unbedingt auf Snacks wie Schokolade, Donuts, Chips & Co. Diese begünstigen auf jeden Fall Fettablagerungen und Gewichtszunahme.
- Falls Sie sich einen Süßigkeiten-Vorrat angelegt haben, legen Sie diesen aus Ihrem Sichtfeld oder verschenken Sie alle Kalorienbomben.
- Auch wenn Sie es nicht vermutet haben, enthält Alkohol ebenfalls überflüssige Kalorien. Wenn

Sie also gerne mal ein Gläschen Wein oder abends ein Bierchen trinken, sollte dies nicht zur Gewohnheit werden, sondern gelegentlich konsumiert werden.
- Anstatt Schokoriegel als Belohnung zu naschen, gönnen Sie sich ruhig zwischendurch eine Auszeit. Gehen Sie spazieren, in die Sauna, zur Massage oder entspannen sich einfach zu ruhiger Meditationsmusik. Das ist langfristig gesehen viel gesünder und Ihr Körper & Geist werden es Ihnen danken.
- Wenn Sie dennoch nicht auf Zwischenmahlzeiten verzichten können, essen Sie lieber gesunde Kleinigkeiten wie Joghurt oder Obst. Bereiten Sie es sich bereits für den Notfall zu, damit Sie nicht doch zum Schokoriegel greifen.

Tipps für sportliche Bewegung im Alltag

Wenn Sie es vermeiden wollen, Fettpölsterchen anzulegen, müssen Sie sich auf jeden Fall viel bewegen bzw. sportlich betätigen. Hier sind Ihnen keine Grenzen gesetzt. Es ist sinnvoll, eine Sportart zu wählen, die Ihnen liegt und Ihnen Spaß macht. So laufen Sie nicht Gefahr, irgendwann die Lust daran zu verlieren. Sie können auch unterschiedliche Dinge ausprobieren oder auch eine Begleitperson mitnehmen, um sich gegenseitig zu unterstützen und zu motivieren. Im normalen Alltag lässt sich ebenfalls viel Bewegung in Ihren Tagesablauf einbringen. So wird die Muskulatur wieder gelockert und die Durchblutung wird angeregt. Bewegung ist wichtig. Nachfolgend sind für Sie ein paar Tipps aufgeführt, wie Sie diese gut in Ihren Alltag einbauen können.

- Sie sollten – sofern es geht – Ihre Einkäufe zu Fuß oder mit dem Fahrrad erledigen. Lassen Sie das Auto unbedingt mal stehen. Auch wenn Sie mal Altglas wegbringen müssen etc., verzichten Sie gern – wenn möglich – auf Ihr Auto. Das ist gut für Ihre Gesundheit und Ihr Herz-Kreislauf-System. Zudem schonen Sie sogar noch die Umwelt.
- Müssen Sie im Büro zwischendurch mit den Kolleginnen etwas besprechen? Dann rufen Sie sie nicht an und schreiben Sie nicht, sondern gehen Sie direkt zu ihnen hin. Bewegung ist gut, diese Art und Weise ist viel persönlicher und verbrennt zudem noch Kalorien.
- Falls Sie zu Ihrer Wohnung ein paar Stockwerke hochsteigen müssen, dann machen Sie das ruhig und vergessen Sie einmal den Aufzug. Am Tag ein paar Treppen zu steigen, schadet auf keinen Fall.
- Wenn es irgendwie möglich ist, nehmen Sie Ihr Fahrrad, um zur Arbeit zu fahren. Ist die Strecke jedoch etwas zu weit, können Sie auch mit dem Auto ein wenig weiter weg von der Arbeit parken, damit Sie noch ein Stückchen zu Fuß

gehen können. Falls Sie mit dem Bus kommen, steigen Sie doch einfach mal eine Haltestelle früher aus. Das hilft bereits sehr viel.

- Ihre beste Freundin ruft an und Sie wissen genau, es dauert etwas länger? Dann setzen Sie sich nicht hin, sondern gehen Sie hin und her. Oder bewegen Sie sich ebenfalls beim Zähneputzen, indem Sie etwas mit den Füßen auf und ab wippen. Während Sie TV schauen, können Sie sich ebenfalls mit ein paar Kniebeugen oder Situps fit halten. Wenn Sie noch weitere Ideen haben, können Sie diese gern mit in den Alltag einbringen. Alles, was fit hält, ist positiv. Denn nur eine gesunde Lebensweise hält Sie fit für die Zukunft. Sie sorgen selbst für Ihre Gesundheit und Fitness und können auch so im Alter Ihr Leben noch fit und vital genießen.

2.4 Bin ich in den Wechseljahren? (Test)

Wenn eine Frau in den Wechseljahren ist, stellen sich einige Hormonveränderungen, evtl. einhergehend mit unterschiedlichen Beschwerden, ein. Doch machen Sie sich keine Sorgen: Dies ist völlig natürlich und jede Frau macht dies im Leben durch.

Bei dem folgenden Test können Sie herausfinden, ob Sie sich bereits im Klimakterium befinden. Doch denken Sie daran, dass dieser Test kein

100%iges, sondern lediglich ein wahrscheinliches Ergebnis liefert. Ein Besuch bei Ihrem Frauenarzt wird hierdurch nicht ersetzt.

Frage 1: Sind Sie 42 oder älter?

Frage 2: Gibt es Veränderungen bezüglich Ihrer Periode? Setzt sie unregelmäßiger ein oder ist sie stärker bzw. schwächer geworden? Haben Sie vielleicht Phasen, wo sie nicht einsetzt?

Frage 3: Verspüren Sie ab und zu Hitzewallungen, einhergehend mit Schweißausbrüchen, die plötzlich kommen und gehen?

Frage 4: Tritt bei Ihnen plötzliches Herzrasen bzw. Herzstolpern auf?

Frage 5: Spüren Sie eine Veränderung Ihrer Schlafqualität? Haben Sie Probleme beim Ein- oder Durchschlafen?

Frage 6: Bemerken Sie plötzlich Stimmungsschwankungen, die für Sie untypisch sind? Sind Sie vielleicht öfter etwas deprimiert oder leicht reizbar?

Frage 7: Treten bei Ihnen ohne Grund Angstgefühle auf? Oder fühlen Sie sich innerlich angespannt, unruhig und nervös?

Frage 8: Fühlen Sie sich seit kurzem nicht mehr belastbar und sind schnell erschöpft und müde?

Frage 9: Treten in letzter Zeit bei Ihnen Konzentrationsschwierigkeiten auf oder vergessen Sie leichter Dinge?

Frage 10: Leiden Sie unter Scheidentrockenheit oder verspüren Sie Schmerzen, wenn Sie Geschlechtsverkehr haben?

Frage 11: Leiden Sie unter vermehrtem Harndrang oder können Sie diesen sogar teilweise nicht kontrollieren?

Frage 12: Haben Sie vermehrt trockene Haut?

Frage 13: Verspüren Sie in Gelenken oder Muskeln plötzlich Ihnen bisher unbekannte Beschwerden?

ERGEBNISSE:

Sie weisen auf erste Anzeichen der Wechseljahre hin

Es könnte sehr gut möglich sein, dass bei Ihnen bereits eine hormonelle Veränderung beginnt. Durch die von Ihnen gegebenen Antworten könnten Sie einer Belastung ausgesetzt sein. Es empfiehlt sich deshalb, mit Ihrem Frauenarzt darüber zu reden, um entsprechende Maßnahmen einzuleiten. So können Sie mit so wenig Beschwerden wie möglich in die Wechseljahre starten.

Sie haben einige Anzeichen für den Beginn des Klimakteriums

Die Anfangsphase des Klimakteriums könnte bei Ihnen schon begonnen haben. In nächster Zeit könnten sich bei Ihnen Symptome wie Schweißausbrüche oder Hitzewallungen einstellen. Aber keine Angst: Diese gehören zu den Wechseljahren dazu. Des Weiteren gibt es gegen diese Symptome Präparate, die Salbei-Extrakt beinhalten. Sie helfen besonders gut bei der Linderung der inneren Hitze. Leiden Sie darunter, reden Sie mit Ihrem Frauenarzt oder holen Sie sich Rat in Ihrer Apotheke.

2.5 Mythen über die Wechseljahre

Ob Sie Ihre Wechseljahre unbeschwert oder mit vielen Problemen durchleben, hängt unter anderem auch von Ihnen ab und davon, wie gut Sie sich über das Thema informieren. Im Leben einer Frau sind die Wechseljahre ohne Frage ein nicht unerheblicher Einschnitt. Denn damit endet nach und nach die Fruchtbarkeit. Wenn Sie richtig darauf vorbereitet sind, können auch Sie gut durch diese Zeit kommen. Denn rund um das Klimakterium gibt es heute noch einige Mythen. Welche Tipps und Ratschläge von Erfahrungsberichten anderer Frauen stimmen wirklich und welche sind Gerüchte? Nachfolgend werden sechs Mythen aufgeklärt.

Mythos 1: Die Wechseljahre treten mit 50 ein.

Diese Aussage ist falsch. Normalerweise treten diese ab einem Alter von 40 Jahren ein. Dann beginnen die Eierstöcke, wesentlich weniger Geschlechtshormone zu produzieren, die Periode kommt unregelmäßiger und bleibt letztendlich ganz aus. Nach dieser Zeit ist es nicht mehr möglich, schwanger zu werden. Wenn Sie seit ungefähr 12 Monaten Ihre Periode nicht mehr bekommen haben, ist die Menopause eingetreten. Hier in Deutschland tritt sie bei Frauen durchschnittlich mit 51 Jahren ein. Aber dies ist auch von Frau zu Frau unterschiedlich. Es gibt auch Frauen, bei denen die Menopause erst in einem Alter von 55 Jahren eingetreten ist, andererseits ist sie bei manchen Frauen auch schon mit 45 eingetreten. Besondere Operationen – wie zum Beispiel eine Eierstockentfernung – könnten bereits die Menopause eintreten lassen. Sie kann unter Umständen ganz schön belastend sein, wenn Sie noch einen Kinderwunsch haben sollten. Um sicher zu gehen, ob die Wechseljahre bereits bei Ihnen angefangen haben, kann Ihr Frauenarzt eine Untersuchung durchführen. Achtung: Die Krankenkasse zahlt hier nur bei einer Diagnose von vorzeitigen Wechseljahren. Ist dies nicht der Fall, haben Sie die Kosten selbst zu tragen.

Mythos 2: Die Beschwerden der Wechseljahre sind auf Hormone zurückzuführen.

Dieser Mythos ist ebenfalls falsch. Durch die Senkung des Östrogenspiegels entstehen zwar die Schweißausbrüche sowie Hitzewallungen, jedoch werden die Aufgaben der Hormone hierbei oft überschätzt. Psychische sowie körperliche Veränderungen entstehen bei Männern und Frauen im Laufe des Lebens aus vielen verschiedenen Gründen. Zu diesen Veränderungen gehören zum Beispiel Stimmungsschwankungen, Reizbarkeit oder auch Probleme beim Sex. Zwar nimmt das Risiko, in den Wechseljahren an Osteoporose oder Herz-Kreislauf-Problemen zu erkranken, zu, aber die Hormone sind hier nur ein kleiner Grund von vielen. Unterschätzen Sie auch nicht die Dinge, die sich in Ihrem Privatleben abspielen, wie zum Beispiel in der Partnerschaft oder auf der Arbeit etc. Negative Ereignisse können deutlich mehr Stress und eine große seelische Belastung darstellen. Deswegen ist ein positives und glückliches Wohlbefinden gerade in dieser Zeit besonders wichtig.

Mythos 3: Die Zähne sind nicht von den Wechseljahren betroffen.

Leider ist auch diese Aussage nicht richtig. Sie sollten bedenken, dass Ihr Körper eine hormonelle Umstellung durchmacht und dies durchaus Auswirkungen auf Mund- und Zahngesundheit haben kann. Hier kann es leichter und öfter zu Zahnfleischentzündungen kommen, da das Zahnfleisch weicher wird und somit Bakterien ein leichteres Spiel haben. Aus diesem Grunde ist es wichtig, dass Sie ab dem 40. Lebensjahr noch ein wenig mehr auf Ihre Zahnhygiene achten sollten. Penibles Putzen und Zahnseide gehören dazu.

Mythos 4: Viele pflanzliche Produkte sowie Sport etc. helfen gegen Beschwerden in den Wechseljahren.

Dieser Mythos kann nicht genau mit Ja oder Nein beantwortet werden, da es hierzu keine ausreichenden Studien gibt. Es gibt unterschiedliche Ratschläge, wie zum Beispiel weniger Schokolade und mehr Nüsse zu essen, damit man die Beschwerden, wie Hitzewallungen, minimieren kann. Jedoch ist es wissenschaftlich gesehen weniger sinnvoll, auf Lebensmittel zu verzichten, die einem schmecken, wenn es dafür keine eindeutigen Belege gibt. Natürlich macht es auch ohne Wechseljahre Sinn, Schokolade und Alkohol in Maßen zu sich zu nehmen, aber ganz darauf verzichten müssen Sie nicht unbedingt. Sport hingegen hilft dem allgemeinen Wohlbefinden und der Gesundheit, wodurch Sie sich in dieser Zeit natürlich besser fühlen werden. Doch ob es gegen Hitzewallungen hilft, ist unklar.

Einige Frauen greifen auf homöopathische oder pflanzliche Mittel zurück, da sie hoffen, dass zum Beispiel die Inhaltsstoffe wie Traubensilberkerze oder Rotklee helfen können. Doch leider gibt es auch hierfür keine eindeutigen Studien, die die Wirksamkeit belegen. Bei Sojapräparaten gibt es allerdings geringe Hinweise auf Wirksamkeit. Seien Sie jedoch vorsichtig, denn auch bei pflanzlichen Mitteln kann es zu ernsten Nebenwirkungen kommen, wie einst bei Kava Kava, da unter anderem bei manchen Frauen Leberschäden eingetreten sind.

Mythos 5: Vorbeugung der Beschwerden durch Hormonersatztherapie

Hier ist äußerste Vorsicht geboten, denn es ist nicht harmlos, einfach Hormone einzunehmen und dann zu glauben, dass man damit die Wechseljahre verhindern kann. Dies sind keine ungefährlichen Mittel, seien Sie sich dessen bewusst. Denn man kann nicht einfach durch eine frühe und langfristige Einnahme von Hormonen Frauen über längere Zeit jung halten und ohne Beschwerden durch die Wechseljahre führen. Dies haben langjährige und ausgiebige Studien gezeigt. Wenn Frauen lange Zeit Hormone einnehmen würden, kann dies zu ernsthaften Nebenwirkungen führen. Dadurch wird das Risiko an Herzgefäßkrankheiten, Thrombosen und abhängig von dem Produkt auch das Risiko, evtl. an Eierstockkrebs oder Brustkrebs zu erkranken, immens erhöht. Des Weiteren steigt auch das Risiko, an Demenz zu erkranken, wenn Frauen erst in einem Alter ab 65 Jahren mit der Einnahme von Hormonen beginnen. Allerdings handelte es sich bei einer Studie auch um Frauen, die unter weiteren Risikofaktoren wie Übergewicht, Diabetes oder Bluthochdruck litten. Neue Studien haben aber auch ergeben, dass man die Risiken, solche Krankheiten zu bekommen, minimieren könnte, indem Frauen körpereigene Hormone wie Progesteron oder Östradiol einnehmen. Hier sollte die Behandlung aber früh – am besten am Anfang des Klimakteriums – beginnen. Auch eine Behandlung mit Gestagen- und Östrogen-Produkten soll gegen die typischen Beschwerden wirksam sein. Jedoch sollten Sie eine evtl. Einnahme von Hormonen mit Ihrem Arzt besprechen, wenn Sie dies in Erwägung ziehen sollten, denn oft wird trotzdem davon abgeraten. Denn bei einigen Frauen verschwinden die Beschwerden nach ein paar Jahren von selbst. Sollten Sie sich trotzdem für eine Hormontherapie entscheiden, muss diese auf Sie abgestimmt und vor allem stets kontrolliert werden.

Mythos 6: In den Wechseljahren Sex zu haben wird problematisch.

Das ist nicht unbedingt so. In Sachen Sex gibt es viele Möglichkeiten. Es ist bei ungefähr 30% der Frauen so, dass diese unter Scheidentrockenheit und -empfindlichkeit leiden. Die Scheidenschleimhaut kann dann auch nicht mehr durch Erregung ausreichend feucht werden, wodurch es beim Sex zu Schmerzen kommen kann. Diesem Problem kann man jedoch mit einer lokalen Östrogenbehandlung oder Gleitmittel leicht entgegenwirken. Was jedoch zu einem größeren Problem werden kann, ist, dass Frauen in den Wechseljahren weniger Verlangen nach Sex haben, wofür allerdings nicht immer Hormone verantwortlich sein können, sondern auch psychische Probleme oder Beziehungsprobleme. Andere Frauen wiederum haben in dieser Zeit mehr Verlangen nach Sex. Einige Frauen stört es nicht, dass ihre Lust nachlässt. Doch falls Sie ein Problem damit haben und auch befürchten, dass es aus diesem Grund schlechter in Ihrer Partnerschaft laufen kann, suchen Sie sich unbedingt Hilfe bei Ihrem Frauenarzt und lassen Sie sich beraten. Falls Ihre Probleme tiefergehend sind, kann ein Gespräch mit einem Psychologen ebenfalls sehr hilfreich sein.

2.6 Allgemeine Tipps für die Wechseljahre

Die Wechseljahre sind nicht unbedingt die angenehmste Zeit einer Frau, denn diese gehen leider mit unliebsamen Begleiterscheinungen einher. Dazu gehören unter anderem Stimmungsschwankungen, Schlafstörungen, Schweißausbrüche, Nervosität und Hitzewallungen. Doch auch andere Nebenerscheinungen wie leichte Depressionen, Erschöpfung, Infektion der Harnwege oder Blasenschwäche können sich bemerkbar machen. Im Alter von zirka 50 Jahren beginnt die Hormonumstellung in Ihrem Körper. Aber bei jeder Frau hat diese Umstellung andere Auswirkungen. Bei manchen Frauen treten diese Begleiterscheinungen extrem stark auf und bei anderen macht sich wenig bis gar nichts bemerkbar.

Doch wenn Sie gut informiert sind, überstehen Sie auch diese Phase so angenehm wie möglich. Allgemein kann man jedoch sagen, wenn Sie sich öfter entspannen, ausgewogen ernähren, einer gesunden Lebensweise nachgehen und sich viel bewegen sollen, dann wird es sich positiv auf Ihr Wohlbefinden auswirken und somit können Sie auch gute Gegenmaßnahmen gegen die Begleiterscheinungen treffen. Nachfolgend werden ein paar gute Tipps beschrieben, die Ihnen leichter durch diese Zeit helfen und den Alltag viel angenehmer machen.

1. Ausreichend Schlaf

Gehen Sie zeitig ins Bett und planen Sie genügend Schlafenszeit ein. Damit Sie gut einschlafen können, sollten Sie vermeiden, abends kalorienreiche Kost zu essen. Sorgen Sie dafür, dass Sie weich und bequem liegen. Zur Vorsicht legen Sie sich einfach Kleidung zum Wechsel sowie ein feuchtes Tuch bereit – für den Fall, dass Sie in der Nacht verschwitzt wach werden. Wenn Sie dadurch nachts schlecht schlafen können, gibt es dagegen sogar einige Kräuter. Es sind pflanzliche Produkte mit Melisse, Baldrian, Passionsblume oder Hopfen erhältlich, die Ihnen schonend helfen einzuschlafen. Johanniskraut kann sogar gegen leichte Depressionen und Nervosität helfen. Jedoch sollten Sie die Einnahme solcher Mittel vorher mit Ihrem Arzt abklären, um auf der sicheren Seite zu sein.

2. Abbau von Stress

Sie müssen lernen, Stress nicht so an sich ranzulassen und sich viel öfter zu entspannen. Hierbei helfen zum Beispiel Yoga, Meditation, Muskelentspannungstraining, autogenes Training, Atemübungen usw. Hier sind die Entspannungsarten recht vielfältig. Sie können sich hierzu gern bei der Krankenkasse informieren. Meist zahlen diese einen Zuschuss bei entsprechenden Kursen. Denn eine Reihe unbeliebter Begleiterscheinungen der

Wechseljahre wie unter anderem Nervosität, innere Unruhe, oder leichte Depressionen lassen sich dadurch mindern und erhöhen so Ihr Wohlbefinden.

3. Sportliche Betätigung

In den Wechseljahren ist es wichtig, sich sportlich zu betätigen, so bleiben Sie fit und kommen einfacher durch diese Zeit. Wenn Sie durch Sport wie Fitnessstudio, Walking, Radfahren oder Schwimmen kontrolliert schwitzen, minimieren Sie Hitzewallungen und beugen zusätzlich noch Osteoporose vor. Ein Besuch in der Sauna hilft Ihrem Körper, sich besser Temperaturschwankungen anzupassen. Bewegen Sie sich in Ihrem Alltag so viel wie möglich, lassen Sie öfter Ihr Auto stehen und nehmen Sie das Fahrrad oder gehen Sie zu Fuß. Laufen Sie Treppen, anstatt mit dem Aufzug zu fahren. Falls Sie noch mehr Zeit haben, ist Wassergymnastik auch eine gute und gelenkschonende Sportart für Ihre Fitness und Ihr Herz-Kreislauf-System. Somit senken Sie das Risiko, einen Herzinfarkt zu erleiden. Gehen Sie täglich spazieren. Frische Luft tut Ihnen gut und ist gut für Körper und Geist. Nebenher werden Sie durch das Tageslicht mit Vitamin D versorgt, was wichtig zur Vorbeugung von Osteoporose ist. Leiden Sie zusätzlich an Blasenschwäche, nehmen Sie das Beckenbodentraining mit in Ihr Sportprogramm auf.

4. Die richtige Ernährung

Nehmen Sie gesunde und ausgewogene Ernährung auf Ihren Speiseplan. Hierfür empfiehlt die DGE e.V. zum Beispiel fettarme Milchprodukte, Gemüse, Obst, mageres Fleisch, Mineralwasser usw. Naschereien und Fruchtsäfte sollten Sie nur in geringen Maßen zu sich nehmen. Scharfes Essen fördert Scheißausbrüche und Hitzewallungen. Wenn möglich, verzichten Sie darauf. Darüber hinaus sollten Sie nun darauf achten, vermehrt Lebensmittel zu essen, die viel Calcium enthalten, um gegen Osteoporose vorzubeugen.

5. Nicht zunehmen

Die meisten Frauen neigen dazu, in den Wechseljahren zuzunehmen. Wichtig ist jedoch, Übergewicht zu vermeiden. Hier helfen eine gesunde Ernährung und viel Bewegung. Zu Beginn des Klimakteriums ist es ratsam, wenn Sie ein Normalgewicht erreichen und halten können, denn im fortgeschrittenen Alter wird das Abnehmen nicht unbedingt leichter.

6. Richtig kleiden

Haben Sie schon einmal versucht, sich mehrlagig, zum Beispiel mit mehreren dünnen Shirts, zu kleiden? So haben Sie die Möglichkeit, Ihre Kleidung Ihrer Körpertemperatur anzupassen und sich wie eine Zwiebel schichtweise von überflüssigen Shirts zu trennen. Hierbei ist es wichtig, dass Sie atmungsaktive Stoffe tragen. Mit Kunstfasertextilien schwitzen Sie mehr, da sich darunter die Hitze staut und Sie würden sich damit keinen Gefallen tun.

7. Viel trinken

Während dieser Zeit ist es besonders wichtig, sehr viel Wasser, Tee oder auch Saftschorle zu trinken. Es sollten 2 bis 3 Liter Flüssigkeit am Tag sein. Dies hilft Ihrem Stoffwechsel sehr gut und parallel schützen Sie auch noch Ihre Haut vor dem Austrocknen.

8. Reduzierung von Genussmitteln

Allgemein gesehen, ist dies immer ein ratsamer Tipp. Doch gerade während der Wechseljahre sollten Sie auf Genussmittel weitestgehend verzichten. Wenn es geht, hören Sie auf zu rauchen und trinken Sie nur noch Alkohol zu besonderen Anlässen. Ein Gläschen Wein zwischendurch soll zwar gar nicht so ungesund sein und die Tasse Kaffee am Morgen belebt, jedoch können diese beiden Faktoren Hitzewallungen auslösen, weil dadurch Ihr Kreislauf in Schwung gebracht wird.

9. **Wenn** Sie Haarausfall bemerken

Sicherlich ist es eine extreme Belastung, wenn Sie neben den allgemeinen Beschwerden des Klimakteriums auch noch unter Haarausfall leiden.

Wenden Sie sich unbedingt an Ihren Arzt und reden Sie mit ihm darüber. Denn, wenn man das Problem mit entsprechenden Mitteln und rechtzeitig behandelt, kann man sogar den hormonbedingten Haarausfall stoppen.

10. Mit pflanzlichen Mitteln Wechseljahresbeschwerden lindern

Die Trauben-Silberkerze sowie Mönchspfeffer sind in dieser Zeit ein besonderer Tipp, denn diese enthalten die sogenannten pflanzlichen Phytohormone. Diese sind den menschlichen Hormonen sehr ähnlich und können deshalb eine positive und regulierende Wirkung auf Ihren Hormonhaushalt haben. Aber hier gilt: Klären Sie die Einnahme solcher Mittel unbedingt mit Ihrem Arzt, damit diese evtl. nicht noch mehr Ihren Hormonhaushalt durcheinanderwerfen und die einhergehende Beschwerden vielleicht sogar noch verstärken. Denn Sie dürfen nicht vergessen, dass nicht jeder Körper gleich ist und unterschiedlich auf diese Mittel reagieren kann. Aus diesem Grunde macht es Sinn, sich von Ihrem Arzt beraten zu lassen.

Tipps für gesundes Abnehmen in den Wechseljahren

Für einige Frauen ist das Klimakterium eine besonders schwierige Zeit. Die Veränderungen des Hormonhaushaltes verursachen unter anderem

Hitzewallungen, Stimmungsschwankungen, Schlafstörungen etc. – eine Belastung für Körper und Geist. Durch die hormonellen Umstellungen im Körper ist in dieser Zeit das Abnehmen oder das aktuelle Gewicht zu halten deutlich schwieriger. Die gute Nachricht: Aussichtslos ist dies zum Glück jedoch nicht. Mit folgenden Tipps können auch Sie es schaffen. Aber warum ist es während den Wechseljahren problematisch abzunehmen?

Unter anderem liegt hier der Grund bei der Veränderung des Stoffwechsels. Dieser verlangsamt sich, was zur Folge hat, dass sich der Fettabbau ebenfalls schwieriger gestaltet. Zudem braucht Ihr Körper nicht mehr so viel Energiezufuhr. Unter anderem wäre ein Grund, dass der Eisprung bei Frauen, die noch in dem Alter sind, ein Kind zu bekommen, pro Tag ungefähr 300 cal verbraucht und dieser ab den Wechseljahren wegfällt. Zudem beginnt der Körper ab einem Alter von zirka 30 Jahren mit dem Abbau von Muskelmasse. Folglich werden dadurch zusätzlich weniger Kalorien verbrannt. Es ist deshalb wichtig, dass Sie sich während und nach den Wechseljahren fit halten und gesund ernähren. Sie brauchen dafür nicht extra eine Diät zu halten oder unnötig auf jedes Lebensmittel verzichten, das Ihnen schmeckt. Wenn Sie folgende Tipps befolgen, können Sie es schaffen, auch in dieser Zeit Gewicht zu verlieren und keine Diäten zu machen.

1) Verzichten Sie nie auf ausreichende Bewegung.

Gewicht ohne Sport zu verlieren, ist zwar auch möglich, dennoch ist Bewegung in den Wechseljahren einfach unverzichtbar. Gerade in dieser Zeit, wo der Körper Probleme mit der Kalorienverbrennung hat, ist regelmäßiger Sport wichtig. Suchen Sie sich auf jeden Fall eine Sportart aus, die Ihnen gefällt. So laufen Sie weniger Gefahr, die Lust daran zu verlieren. Es reicht vollkommen aus, wenn Sie sich 3x wöchentlich sportlich betätigen, um einen Effekt zu erzielen.

2) Kurbeln Sie den Stoffwechsel an.

Eine gute Möglichkeit, den Stoffwechsel während des Klimakteriums anzukurbeln, sind bestimmte Gewürze, die Sie bei der Essenszubereitung verwenden können. Am besten eignen sich dafür Ingwer, Chili oder schwarzer Pfeffer. Jedoch bringen auch Früchte, wie zum Beispiel Zitronen, Orangen sowie Beeren, den Stoffwechsel gut in Schwung.

3) Nehmen Sie abends nur leichte Kost zu sich.

Belasten Sie abends Ihre Verdauung und den Stoffwechsel nicht mehr allzu sehr mit kalorienreichem bzw. ungesundem Essen. Über den Tag hatte Ihr Stoffwechsel nämlich einiges zu tun. Vermeiden Sie auf alle Fälle Fertigprodukte wie Pizza etc. Diese erschweren nicht nur die Fettverbrennung, sondern können auch ein Völlegefühl auslösen. Essen Sie deshalb abends lieber mehr eiweißhaltige Produkte wie Eier, Fisch, Milchprodukte oder Fleisch. Auch Gemüse und Vollkornprodukte sind abends leichter bekömmlich.

4) Ihren Körper mit Brennnesseltee entwässern.

Währen den Wechseljahren kommt es leider auch vermehrt zu Wassereinlagerungen in Ihrem Körper. Dies macht sich ebenfalls unglücklicherweise bei Ihrem Gewicht bemerkbar. Brennnesseltee hilft dagegen wunderbar. Dadurch wird das überschüssige Wasser aus Ihrem Körper herausgeschwemmt. Ungefähr 2 bis 3 Tassen täglich sollten Sie trinken. Nach höchstens vier Wochen sollten Sie dann aufgrund des Gewöhnungseffektes die Einnahme dieses Tees einstellen.

5) Schlafen Sie ausreichend.

Es ist wichtig, dass Sie genügend Schlaf bekommen, denn da regeneriert sich Ihr Körper. Auch für eine Gewichtsreduktion ist dies ausschlaggebend. Nicht umsonst heißt es Schönheitsschlaf. Bei einer Nachtruhe von zirka acht Stunden werden Sie am darauffolgenden Tag nicht so oft Hunger bekommen. Wenn Sie zu wenig schlafen, tritt genau das Gegenteil ein. Sie verspüren Heißhunger und Sie verspüren auch erst später ein Sättigungsgefühl. Dies wäre nicht gerade vorteilhaft.

3. Hormone

3.1 Definition Hormone

Im Grunde sind Hormone nichts anderes, als körpereigene Botenstoffe, oder besser gesagt Transmitter, die von den Drüsenzellen von bestimmten Organsystemen gebildet werden. Diese entfalten ihre Wirkung bereits schon in einer kleinen Dosis, werden dann in das Blut weitergeleitet und von dort aus anhand ihrer chemischen Beschaffenheit zu den entsprechenden Wirkungsorten, den Rezeptoren, befördert. Dies sind die genau bezeichneten Stellen der finalen Zellen. Bis zur Ankunft der Hormone können Minuten bis Stunden vergehen. Am Ziel angekommen, wird von den Hormonen entsprechend das Wachstum, die Entwicklung Ihres Organismus, oder der Stoffwechsel beeinflusst und gesteuert. Dies umfasst unter anderem die Regelung des Wasserhaushaltes, des Blutdruckes, des Blutzuckerspiegels sowie auch die Schwangerschaft. Aber nicht nur wir und die Tiere, sondern auch Pflanzen verfügen über Hormone für die Informationsweitergabe.

Man unterscheidet zwischen zwei Hormontypen:

1. Peptidhormone: Dazu gehören Glucagon, Insulin sowie die Zwischenhirn- und Hypophysen-Hormone.
2. Steroidhormone: Dazu zählen Pheromone sowie Nebennieren- und Geschlechtshormone.

3.2 Hormone in den Wechseljahren

Die Hormone Östrogen und Progesteron

Das Hormon Östrogen ist für die Geschlechtsentwicklung und Fruchtbarkeit einer Frau zuständig. Das Hormon Progesteron ist für die Vorbereitung der Gebärmutterschleimhaut zur Einnistung der befruchteten Eizelle zuständig. Wenn die Einnistung jedoch ausbleibt, sinkt die Konzentration beider Hormone wieder ab. Aus diesem Grunde bekommen Frauen dann ihre Periode bzw. Menstruation. Wenn die Wechseljahre eintreten, fahren die Eierstöcke nach und nach die Hormonproduktion runter, wodurch dann hormonbedingte Schwankungen eintreten. Stellen die Eierstöcke die Hormonproduktion komplett ein, spricht man von einer Menopause. Ab jetzt ist das Heranreifen von Eizellen nicht mehr möglich.

Hormonbedingte Veränderungen der Wechseljahre

Das Klimakterium entsteht durch hormonbedingte Ursachen. Während Sie älter werden, verändert sich auch Ihr Hormonspiegel. Ab einem Alter von 40 Jahren nimmt die Funktion Ihrer Eierstöcke langsam ab und die Bildung der Östrogene (so werden die weiblichen Sexualhormone genannt) lässt immer mehr nach. Sie müssen sich vorstellen, dass beide Eierstöcke bei Ihrer Geburt bereits über Millionen von Eibläschen verfügen. In der Pubertät minimiert sich die Zahl auf ungefähr 100.000 bis 250.000. Danach nimmt sie bei jedem Eisprung kontinuierlich ab. Nur eine Eizelle verlässt pro monatlichem Eisprung die Eierstöcke. Trotzdem reifen dann auch mehrere Eibläschen heran, die dann nach dem Eisprung abhandenkommen. Im Alter von zirka 50 Jahren befinden sich dann in Ihren Eierstöcken keine Follikel mehr, die eisprungfähig werden können. Aufgrund dessen nimmt die Bildung Ihrer Östrogene ebenfalls ab, da Follikel für die Östrogenbildung zuständig sind. Dadurch werden Sie Ihre letzte eierstockgesteuerte Monatsblutung (die Menopause) bekommen. Gleichzeitig wird sich ebenfalls die Hormonproduktion in Ihrem Gehirn verändern. Das hat den Grund, dass von den Eierstöcken nach und nach weniger Östrogene in den Wechseljahren gebildet werden. Somit werden vom Gehirn zunehmend Geschlechtshormone der Gruppe Gonadotropine ausgeschüttet. Diese sollen die Eierstöcke anregen, Hormone zu produzieren. Hauptsächlich wird das FSH, ein follikelstimulierendes Hormon, ausgeschüttet, wodurch es während des Klimakteriums zu den bekannten Beschwerden wie Schweißausbrüche und Hitzewallungen kommen kann.

3.3 Erklärung wichtiger Hormone

3.3.1 Östrogen

Es gehören neben den Östrogenen auch die Gestagene zu den Sexualhormonen einer Frau. Östrogene sind, biochemisch gesehen, Steroidhormone, die hauptsächlich zyklusabhängig im Ovar produziert werden. Es gibt drei Östrogene. Diese heißen:

- Östron
- Östradiol
- Östriol

Die Östrogene (Steroidhormone) setzen sich aus einem aromatischen und ungesättigtem A-Ring sowie 18 Kohlenstoffatomen zusammen. Das Wichtigste der drei Östrogene ist Östradiol. Die biologischen Aktivitäten des Östradiols betragen bei Östron zirka 10% und bei Östriol etwa 30%. Es gibt neben natürlichen Östrogenen auch synthetische, die aufgrund Ihrer leichten Änderung der Molekularstruktur auch oral eingenommen wirken. Dies ist bei natürlichen Östrogenen unwirksam, da sie im Bereich der Leber deaktiviert werden. Hier spricht man von einem First-Pass-Effekt.

Östrogene, die synthetisch hergestellt wurden, werden für die Ovulationshemmung im Zusammenhang mit einer hormonellen Kontrazeption eingesetzt. Es werden bei der Ovulationsphase (Zeitraum der maximalen Ausschüttung) pro Tag zirka 200 µg Östrogene abgespaltet. Diese werden in den Thekazellen sowie Granulosazellen, die die Ovarialfollikel umgeben, hergestellt. Ist ein Follikel gereift, steigt auch die Östrogenbildungsrate und erreicht das Maximum vor einem Eisprung. Die Plazenta ist in der Schwangerschaft zum Beispiel eine weitere Stelle für die Östrogenproduktion. Zirka 60% der Östrogene sind an Plasmaproteine im umlaufenden Blutkreislauf gebunden.

Bei Frauen lösen Östrogene eine sich wiederholend auftretende Erregung, genannt Östrus, aus. Des Weiteren sind Östrogene für die Ausbildung sowie Erhaltung weiterer weiblicher Geschlechtsmerkmale wie den Milchdrüsenaufbau, die Brustentwicklung sowie für die Gebärmutterausbildung verantwortlich. Sie bewirken außerdem eine Vergrößerung des Uterus sowie ein schnelles Zellwachstum der Uterusschleimhaut und des -halses. Östrogene haben aber auch auf unseren Stoffwechsel allgemeine Wirkungen. Diese begünstigen die Retention von Calcium, Natrium sowie Phosphat und unterstützen die Bildung der Knochenmatrix.

3.3.2 Progesteron

Ihr Körper bildet Sexualhormone, die Gestagene. Das wichtigste Gestagen ist das Progesteron, auch unter dem Namen Gelbkörperhormon bekannt. Durch dieses Hormon wird die Gebärmutterschleimhaut darauf vorbereitet, dass sich eine befruchtete Eizelle einnistet und somit eine Schwangerschaft eintreten kann. An Ihrem Progesteronspiegel kann erkannt werden, ob Sie Ihre fruchtbaren Tage haben oder nicht. Wie auch die Östrogene ist das Progesteron ein Steroidhormon, welches im Gelbkörper der Eierstöcke, zum Teil auch innerhalb der Nebennierenrinde sowie in der Plazenta, im Laufe der Schwangerschaft produziert wird. Aus diesem können sich dann weitere Sexualhormone, wie zum Beispiel Testosteron und Östrogen, bilden. Die Regulierung der Ausschüttung des Progesterons ist unterschiedlich und hängt vom Menstruationszyklus ab. Zu Anfang des Zyklus befindet sich eine sehr geringe Menge Progesteronkonzentration in Ihrem Blut. Ab dem Zeitpunkt, ab dem der Eisprung beginnt, ist die Progesteronkonzentration dann deutlich höher. Falls Sie schwanger werden sollten, steigt sie noch mehr an. Wird die Eizelle nicht befruchtet, bleibt die Konzentration zwischen Eisprung und Monatsblutung konstant. Sinkt er wieder, tritt die nächste Monatsblutung ein.

Durch das Östrogen wächst während der ersten Hälfte des Zyklus die Gebärmutterschleimhaut und durch das Progesteron wird sie während der zweiten Zyklushälfte auf eine Einnistung der Eizelle vorbereitet. Das heißt, dass die Drüsen sowie Gefäße von der Gebärmutterschleimhaut aktiv werden, damit der Embryo mit Nährstoffen versorgt werden kann. Progesteron kann ebenso eine Erhöhung Ihrer Körpertemperatur sowie eine Drüsenverdichtung der Brust bewirken. Während der Schwangerschaft sowie gegen Ende des Zyklus erhöht sich Ihre Körpertemperatur um zirka 0,4 bis 0,6 °C. Die Milchdrüsen wachsen und lassen Ihre Brüste größer werden. Mit diesem Vorgang stellt sich Ihr Körper während der Schwangerschaft auf Milchbildung ein. Des Weiteren kommt es durch das Progesteron mehr zu Flüssigkeitseinlagerungen ins Gewebe. Folglich erhöht sich Ihr Körpergewicht vor Eintritt der Monatsblutung. Darüber hinaus ist diese Flüssigkeitseinlagerung auch für die Gewichtszunahme in der Schwangerschaft verantwortlich.

Der Progesteronwert wird bei der Hormonuntersuchung bestimmt, um mögliche Ursachen wie das Aussetzen der Eierstöcke, ein unerfüllter Kinderwunsch, unregelmäßige Periode sowie weiteren hormonbedingte Erkrankungen auf den Grund zu gehen. Für die Bestimmung des Progesteronwertes wird der siebte Tag nach erfolgtem Eisprung bzw. der 21. Tag während des Zyklus als optimal angesehen. Bedenken Sie, dass man den Eisprung jedoch nicht eindeutig mithilfe des Progesteronwertes nachweisen kann. Hierzu wäre es erforderlich, die 120 Mikromillimeter kleinen Eizellen anhand der In-vitro-Fertilisation nachzuweisen.

Kurz erklärt:

- Durch die Bestimmung des Progesteronwertes können evtl. hormonbedingte Erkrankungen erkannt werden.
- Progesteron ist ebenfalls ein feminines Sexualhormon.
- Das Hormon hat Einfluss auf das Wachstum der Gebärmutterschleimhaut. Es bereitet sie zudem auf eine Follikeleinnistung vor.
- Der monatliche Zyklus beeinflusst die Ausschüttung dieses Hormons.

3.3.3 Cortisol

Cortisol gehört zu dem wichtigsten Anti-Stress-Hormon Ihres Körpers. Es ist sozusagen das durch Ihren Körper eigens produzierte Cortison und schützt ihn vor durch extremen Stress entstehenden Folgen. In Ihren Nebennieren wird dieses Hormon synthetisiert. Zusätzlich hilft Cortisol Ihrem Körper, sich sinnvoll an die Umweltbedingungen anzupassen.

Ohne dieses Hormon wären Sie gar nicht fähig zu leben, denn zu viele Stressfaktoren wie ausgiebiges Feiern, Zeitdruck, Rügen vom Chef oder auch Infektionen würden Ihren Körper zu stark belasten und Stress für Ihren Stoffwechsel bedeuten. Cortisol ist im Übrigen ein stark entzündungshemmendes Hormon und beteiligt sich in diesem Zusammenhang an der Beteiligung von entzündlichen Reaktionen in Ihrem Körper. Es bewirkt, dass die Entzündungen eingedämmt werden und sich nicht zu stark und zu schnell im Körper ausbreiten, um Schlimmeres zu vermeiden. Das Immunsystem besitzt eine enge Verknüpfung zu diesem Hormon. Dadurch kann das Cortisol verhindern, dass das Immunsystem überreagiert und bremst dieses. Menschen, die einen erhöhten Cortisol-Spiegel haben, besitzen ein schwaches Immunsystem.

Insulin sowie auch Cortisol regeln zusammen den Blutzuckerspiegel Ihres Körpers. Wenn Sie gestresst sind, verbraucht dies viel Energie, die durch Mobilisation des Zuckers gewährleistet wird. Cortisol bewirkt genau das, indem es den Blutzucker anhebt und Ihrem Körper dann rasch die benötigte Energie zur Verfügung stellt. In der Urzeit war dies eine recht sinnvolle Maßnahme in gefährlichen Situationen, die entsprechend entweder eine Kampf- oder Fluchtreaktion auslösten. Heutzutage ist es so, dass der Körper zwar gestresst bzw. unter Strom ist, aber danach die notwendige Bewegung fehlt, die den Körper auf Normalbetrieb bringt. Da Cortisol auch zur Gefäßkontraktion im Körper gehört, bewirkt es überwiegend steigendem Blutdruck. Wenn Sie also einen niedrigen Blutdruck besitzen, haben Sie wenig Cortisol im Körper. Die Hypothalamus-, Hypophysen-, Nebennieren-Achse regelt die Ausschüttung des Cortisols. Diese setzt sich aus einigen Drüsen zusammen, die zusammenhängend sind. Des Weiteren wird diese Achse anhand eines Rückkopplungssystems gesteuert. Wenn erforderlich, kann dadurch auch die Produktion des Hormons begrenzt werden. Morgens ist der Cortisol-Spiegel relativ hoch und hat seinen niedrigsten Wert in der Nacht.

3.3.4 Insulin

Die Bildung von Insulin erfolgt in der Bauchspeicheldrüse und transportiert Nährstoffe, wie zum Beispiel Glukose, zu den Zellen. Dort erfolgt der Verbrauch entweder sofort oder sie werden als Reserven wie Glykogen oder Fett im Körper angelegt. Das Insulin, auch bekannt als Speicherhormon, wirkt sich somit positiv auch auf den Blutzuckerspiegel und senkt diesen. Dieses Hormon ist das Einzige, was den Blutzucker senkt. In Ihrer Bauchspeicheldrüse ist stets ein Insulinvorrat für zirka drei Tage vorhanden. Zucker- oder stärkehaltige Lebensmittel sind am meisten für die Ausschüttung von Insulin verantwortlich. Essen Sie zu viel kohlenhydrathaltige Lebensmittel, stellt Ihr Körper übermäßig Insulin her und somit kann Ihr Hormonhaushalt schnell durcheinandergeraten. Achtung: Dadurch steigt die Gefahr, an Diabetes zu erkranken. Überwiegend werden durch Insulin Zellen der Nieren, der Leber, des Fettgewebes und der Muskeln geöffnet. Die Gehirnzellen dagegen nehmen, unabhängig von diesem Hormon, stets Glukose auf.

Stellt die Bauchspeicheldrüse die Produktion von Insulin ein, leiden Sie unter Diabetes Typ-1. Werden durch Körperfett etc. Ihre Zellrezeptoren nach und nach gegen Insulin immunisiert, leiden Sie unter Diabetes Typ-2. Beide Szenarien haben einen steigenden Blutzuckerwert zur Folge. Dies wiederum kann eine Verdickung der Gefäßwände verursachen, was zu Nieren-, Herz-, Haut-, Netzhaut- sowie Nervenschäden führen kann. Ganz gleich, ob eine chronische oder kurze Hyperglykämie (extrem hoher Blutzuckerspiegel) besteht: Spritz man nicht rechtzeitig Insulin, kann dies lebensgefährlich werden. Gesunde Ernährung sowie Bewegung sind in diesem Fall ebenfalls besonders wichtig.

3.3.5 Melatonin

Melatonin ist ein Schlafhormon, welches den Tag- und Nacht-Rhythmus in unserem Körper steuert und wird aus dem tagsüber ausgeschütteten

Serotonin innerhalb der Zirbeldrüse hergestellt. Unter anderem wird das Hormon aber auch in Ihrem Verdauungstrakt erzeugt. Die Steuerung des Tag- und Nacht-Rhythmus übernimmt jedoch hauptsächlich das Melatonin, was in der Zirbeldrüse produziert wird und wird nur ausgeschüttet, wenn es dunkel wird. Aus diesem Grunde empfinden Sie abends Müdigkeit. Dann steigt im Blut Ihr Melatonin-Spiegel langsam an und erreicht dann nachts den Höhepunkt. Am Tag wird der Melatonin-Spiegel dann wieder durch Lichteinwirkung gesenkt und die Produktion gemindert. Bei uns in Deutschland findet Melatonin zudem als Schlafmittel Verwendung. Was Sie vielleicht noch nicht wussten, ist, dass Melatonin auch andere Funktionen regelt, die mit dem Schlaf-Wach-Rhythmus im Zusammenhang stehen, wie zum Beispiel Blutdruck und Funktion der Nieren. Beachten Sie dies bitte, wenn Sie beabsichtigen, ein Melatonin-Präparat einzunehmen. Der Melatonin-Haushalt kann durch Zeitverschiebung oder Schichtarbeit gestört werden. Viele greifen deshalb auf entsprechende Melatonin-Präparate zurück, obwohl die Wirkung noch umstritten ist. Auch in der Winterzeit gibt es entsprechende Veränderungen des Melatonin-Haushaltes. Da es tagsüber wenig Tageslicht gibt, bleibt der Melatonin-Spiegel auch dann erhöht. Deshalb sollten Sie das Tageslicht nutzen und einen Spaziergang machen.

Des Weiteren besitzt dieses Hormon eine wunderbare Eigenschaft: Es wirkt in Ihrem Körper antioxidativ und zerstört freie Radikale, die Zellen beschädigen, und bietet in der Hinsicht einen zuverlässigen Rundumschutz. Doch Vorsicht: Nicht in allen Bereichen, wie zum Beispiel bezüglich der Verzögerung des Alterungsprozesses, ist eine Wirkung wissenschaftlich erwiesen. Auch Nebenwirkungen wie Schwindel, Müdigkeit, Kopfschmerzen, Magen- oder Brustschmerzen können bei übermäßiger Einnahme in einen Zeitraum von mehr als drei Monaten auftreten. Sie gefährden außerdem, Ihren natürlichen Schlafrhythmus durcheinanderzubringen.

3.4 Natürliche Regulierung der Hormone

Die Übergangsphase, in der Ihr Körper eine hormonelle Umstellung durchlebt, ist das Klimakterium. Im Alter zwischen 45 und 55 lässt die Produktion von Sexualhormonen wie Östrogen und Progesteron langsam nach und der Eisprung tritt immer weniger ein. Diese Phase kann mehrere Monate oder sogar mehrere Jahre dauern. Jede Frau erlebt sie unterschiedlich. Während Frauen in Asien hauptsächlich ohne Wechseljahresbeschwerden leben, leiden zwei Drittel der Frauen in Westeuropa unter dem Hormonchaos. Zu den häufigsten Symptomen zählen zum Beispiel Schlafstörungen, Hitzewallungen, Schweißausbrüche, Depressionen, Beschwerden des Herz-Kreislauf-Systems, Libidoverlust oder auch Vaginaltrockenheit. Jedoch sind diese Symptome nicht immer Grund für die Wechseljahresbeschwerden. Es können auch psychische Gründe, wie Auszug der Kinder oder Verlust eines geliebten Menschen, dahinterstecken. Um sicherzugehen, vereinbaren Sie lieber einen Termin bei Ihrem Arzt. Laut Studien nahmen nämlich nur Hitzewallungen im Alter von zirka 50 Jahren zu, jedoch andere Krankheiten wie Herz- und Muskelprobleme erst im steigenden Alter. Depressionen oder Schlafstörungen konnten nicht in den Zusammenhang aufgrund des zunehmenden Alters gebracht werden. Trotzdem dürfen Sie nicht vergessen, dass sich die Wechseljahre trotzdem in Ihrem Körper abspielen. Aber fürchten müssen Sie sich davor nicht, denn es gibt heutzutage viele natürliche Produkte, die Ihnen helfen können, gesund und weitestgehend beschwerdefrei durch das Klimakterium zu kommen.

Zum Beispiel aus der Apotheke:

- Da wäre zum einen die Traubensilberkerze, die die Östrogenproduktion anregen soll.
- Jamswurzel enthält Diosgenin und wirkt aus diesem Grund wie das Hormon Progesteron.
- Baldrian, Lavendel sowie Hopfen können Ihnen bei Schlafstörungen helfen.

- Zink, Selen und Biotin sind sehr gesund für Ihre Haare und die Haut.
- Durch Mönchspfeffer wird vor der Monatsblutung die Prolaktinausschüttung gesenkt und dadurch bewirkt, dass Ihr Zyklus wieder regelmäßiger wird.
- Wenn Sie oft unter Hitzewallungen und Schweißausbrüchen leiden, kann Salbei sehr gut Abhilfe schaffen. Frauenmantel, Passionsblumenkraut oder Johanniskraut helfen Ihnen bei Stimmungsschwankungen.
- Um Osteoporose vorzubeugen, können Sie entsprechende Calcium-Produkte zu sich nehmen. Zusammen mit Vitamin D3 wirkt dies noch besser, da sich dadurch das Calcium besser in Ihre Knochen einbaut.
- Möchten Sie Fältchen mindern, können Ihnen Nährstoffe in flüssiger Form sowie Kollagenpeptide helfen. Diese erhöhen die Hautelastizität und polstern diese von innen auf.

Einige Frauen setzen bereits auf eine hormonfreie Behandlung der unliebsamen Wechseljahresbeschwerden. Machen Ihnen mal wieder Hitzewallungen etc. das Leben schwierig, gibt es ein paar Strategien, die Ihnen auf eine natürliche Art und Weise dabei helfen können, das Wohlbefinden wieder zu steigern. Auch mit pflanzlichen Produkten kann man viel erreichen und ein annäherndes Ergebnis wie bei der Hormonersatztherapie erzielen.

Und das Beste ist, dass dies sogar komplett ohne Nebenwirkungen erfolgt. Dazu sollten Sie jedoch vorher Ihre Sexualhormone Testosteron, Progesteron, Estriol und Estradiol bestimmen lassen. Denn meistens fehlen Progesteron sowie Estradiol. Wenn Sie unter Stress leiden, könnte es an einem Testosteronüberschuss liegen. Wichtig ist also, dass das Hormonverhältnis passt. Je nach Ergebnis, gibt es folgende pflanzliche Mittel zur Behandlung:

Progesteron auf pflanzlicher Basis

Dieses können Sie beispielsweise in Mönchspfeffer oder Jasminwurzel vorfinden. Es wird häufig gegen Störungen des Zyklus angewandt. Auch bei Hitzewallungen und Schweißausbrüchen soll dies sehr hilfreich sein. Des Weiteren wäre es ratsam, wenn Sie auf Alkohol, Rauchen, Kaffee, Stress und scharfes Essen weitestgehend verzichten, denn das kann zusätzlich Schwitzattacken auslösen. Ausreichende Bewegung ist zudem sehr wichtig. Sie sollten außerdem wissen, dass manche Frauen nur zusammen mit pflanzlichem Progesteron auf Phytoöstrogene ansprechen.

Die Phytoöstrogene

Diese sind dem körpereigenen Hormon Östrogen so sehr ähnlich, sodass sie imstande sind, problemlos an den Rezeptoren der Hormone anzudocken.

Hier werden Lignane, Indol-Carbinole sowie Flavonoide unterschieden. Hier sind Mittel mit Isoflavonen, die aus Rotklee und Soja bestehen, besonders beliebt. Beachten Sie bitte, dass Sie diese Präparate nur über einen kurzen Zeitraum zu sich nehmen, um Ihre Brust, Gebärmutter und Schilddrüse nicht zu schädigen. Sind Sie in der Hinsicht vorbelastet, nehmen Sie diese Präparate nicht ein.

Die selektiven Östrogen-Rezeptor-Modulatoren

Finden können Sie diese beispielsweise in Sibirischem Rhabarber oder Traubensilberkerze. Sie rufen in Ihrem Körper eine Wirkung hervor, die man mit denen von Östrogenen vergleichen kann. Positiverweise greifen sie auch nicht in den Hormonhaushalt ein. Hier ist der Vorteil, dass diese auch einsetzbar sind, falls Sie Vorerkrankungen, wie zum Beispiel Brustkrebs, hatten. Studien belegen den positiven Erfolg bei der Behandlung von Schlafstörungen sowie Hitzewallungen mit Traubensilberkerze. Sollten Sie dieses Präparat einnehmen wollen, sprechen Sie es vorab unbedingt mit Ihrem Arzt ab. Durch falsche Anwendung können Nebenwirkungen hervorgerufen werden.

Sind bioidentische Hormone eine bessere Alternative?

Diese Hormone sind in der körpereigenen und chemischen Struktur fast identisch. Die Herstellung erfolgt, wie bei den synthetischen Hormonen, in vielen Verarbeitungsschritten. Der Ausgangsstoff dafür ist Diosgenin, der in Jasminwurzel zu finden ist. Es wird davon ausgegangen, dass Nebenwirkungen, wie ein erhöhtes Risiko an Brustkrebs zu erkranken, bei bioidentischen Hormonen nicht zu erwarten sind. Dies ist allerdings bis jetzt wissenschaftlich noch nicht belegt. Es besteht bei diesen Hormonen eher die Gefahr von Unter- oder Überdosierung, da diese individuell hergestellt werden.

Optimieren Sie Ihre Ernährung

Die meisten Frauen nehmen während des Klimakteriums zu, obwohl sie nicht mehr essen als gewöhnlich. In dieser Zeit sinkt der Kalorienbedarf am Tag um 200–400 kcal. Das liegt jedoch am Nachlassen des Muskelaufbaus und der Insulinempfindlichkeit. Dies kann zur Folge haben, dass Sie Fettpölsterchen am Bauchbereich ansetzen und plötzlich Heißhunger auf Süßigkeiten oder Deftiges bekommen. Auch eine Darmträgheit kann hormonelle Ursachen haben. Essen Sie deshalb viel buntes Gemüse, egal ob warm oder kalt. Das versorgt Ihren Körper ausreichend mit vielen Ballast- und Nährstoffen. Dadurch gehen auch evtl. Wassereinlagerungen zurück und sogar lästige Hitzewallungen werden weniger. Es befinden sich Phytoöstrogene in verschiedenem Gemüse wie Grün- und Rosenkohl, Linsen, Brokkoli, Bohnen, Kichererbsen,

Sesam, Kürbiskernen und Leinsamen. Gurken, Kürbis, Erbsen, Karotten, Tomaten, Sellerie und Linsen enthalten eine Menge an pflanzlichem Progesteron. Auch Kräuter in Kombination mit Fisch, Hülsenfrüchten, Quark oder Eiern können viel Positives in Ihrem Körper bewirken. Pro 1 Kilogramm Körpergewicht sollten Sie 1,5 Gramm einberechnen, um den Tagesbedarf für Ihre Muskeln zu decken. Nehmen Sie zum Kochen hochwertiges Pflanzenöl. Um Osteoporose in den Wechseljahren vorzubeugen, trinken Sie viel calciumhaltiges Mineralwasser.

Bleiben Sie in Bewegung

Wenn Sie regelmäßig Sport treiben, werden zum einen Ihre Wechseljahresbeschwerden gelindert, zum anderen halten Sie sich fit. Dreimal 30 Minuten in der Woche reichen da völlig aus, dass Ihre Beschwerden wie Schlafstörungen, leichte Depressionen oder Hitzewallungen gelindert werden. Sport wirkt sich insgesamt auf das komplette Hormonsystem positiv aus und bewirkt, dass weniger Stresshormone ausgeschüttet werden. Zusätzlich regt es in Ihren Körper die Endorphinproduktion an, welches Ihre Laune anhebt. Sie werden zudem unempfindlicher gegen Schmerzen. Spazieren gehen, Treppen steigen oder auch mal mit dem Fahrrad fahren hilft schon enorm und Sie können dies gut in Ihren Alltag integrieren. Es gibt aber auch gelenkschonendere Sportarten wie Schwimmen oder Nordic Walking. Damit beugen Sie Knochen- und Muskelabbau vor und es macht Spaß. Wenn Sie zusätzlich noch abnehmen möchten, sind Sportarten wie Zumba oder Aqua-Gym ideal. Tanzen, Yoga und Wandern entspannen und sind für Ihre Seele eine Wohltat. Denken Sie daran: Es ist nie zu spät, sich sportlich zu betätigen. Für Ihre Gesundheit ist es genau so vorteilhaft, wie für jemanden, der schon ein ganzes Leben lang trainiert.

Suchen Sie sich emotionale Unterstützung

Während den Wechseljahren müssen Sie lernen, sich von Ihrem jungen Aussehen, dem Zyklus und der Fruchtbarkeit zu verabschieden. Viele Frauen stören sich nicht daran, einige Frauen belasten die Wechseljahre jedoch mehr als gedacht. Für viele kann ein Ausbleiben der Monatsblutung ein Segen sein, für manche aber auch gleichzeitig ein Verlust. Frauen, die bisher keine Kinder bekommen konnten, empfinden diese Phase als äußerst schwierig. Leiden Sie während des Klimakteriums unter Depressionen, Ängsten oder Schlafstörungen, kann Ihnen psychische Unterstützung helfen. Studien belegen die Wirksamkeit einer Verhaltenstherapie. Sie lernen, positiv zu denken. Möchten Sie sich einer solchen Therapie unterziehen, können Sie Ihren Gynäkologen, Hausarzt oder Psychosomatiker auf Ihre seelischen Probleme ansprechen.

3.5 Tipps für einen ausgeglichenen Hormonhaushalt

Heißhunger, Gewichtszunahme, unreine Haut und Stimmungsschwankungen können uns Frauen schnell mal aus der Fassung bringen. Hier erfahren Sie, wie Sie Ihre Hormone wieder ins Gleichgewicht bekommen.

Nicht mal eine Körperfunktion funktioniert ohne Hormone. Sie regulieren Stoffwechsel, Haut, Energie, Schlaf, Gewicht, Haare, Zyklus, Hungergefühle und Stimmung. Wenn Sie sich falsch ernähren, Stress haben, zu wenig schlafen, kann Ihr Hormonhaushalt durcheinandergeraten. Auch andere Einflüsse wie Umweltgifte, in Lebensmitteln enthaltene Zusatzstoffe, Kosmetik, die Chemikalien beinhaltet, Medikamente oder sogar die Pille können ebenfalls dazu beitragen. All diese Dinge sind des Öfteren Ursache für einige Beschwerden und sogar Krankheiten. Bringen Sie deshalb Ihren Hormonhaushalt wieder in Ordnung. Es gibt viele natürliche Methoden, wie Sie ihn wieder ausgleichen können:

1. Ausreichende sportliche Betätigung

Mit Hochleistungssport oder High Intensity Training können Sie Ihren Hormonhaushalt am besten wieder ins Gleichgewicht bringen. Laut Studien heben diese Sportarten länger den Hormonspiegel an als ein Ausdauertraining. Cardiotraining ist ebenfalls sehr zu empfehlen, jedoch sollten Sie stets ein paar intensive Workouts mit einfließen lassen.

2. Langes Ausdauertraining vermeiden

Belasten Sie Ihren Körper niemals länger als 80 Minuten, denn dies hat negative Auswirkungen auf Ihren Testosteronspiegel. Dadurch kann Ihr Hormonhaushalt ebenfalls durcheinandergeraten. Damit Ihr Hormonspiegel sich wieder ausgleicht, gliedern Sie Ihr Training besser in kurze Intervalle.

3. Schlafen Sie ausreichend.

Ausreichender Schlaf ist unerlässlich, um Ihren Hormonhaushalt gesund zu halten. Wenn Sie zu wenig Schlaf bekommen, wird der Leptinspiegel gesenkt und Ghrelin, ein appetitanregendes Hormon, wird ausgeschüttet. Durch ausreichend Schlaf werden androgene Hormone ausgeschüttet, die eine Muskelregeneration bewirken und auch wichtig für Wachstum und Reparatur der Muskeln sind. Sie können also nur einen ausgeglichenen Hormonspiegel durch ausreichenden Schlaf erhalten. Dazu ist es wichtig, dass Sie mindestens sieben bis acht Stunden pro Nacht schlafen.

4. Bringen Sie mit Antioxidantien Ihren Hormonhaushalt ins Gleichgewicht.

Hormonkrankheiten können durch die Einnahme von Antioxidantien verhindert werden. Zu den Antioxidantien gehören unter anderem Vitamin E und C, die Sie in einer Reihe von pflanzlichen Lebensmitteln finden können.

5. Magnesiummangel ausgleichen

Haben Sie zu wenig Magnesium in Ihrem Körper, kann sich das unter anderem durch Angstgefühle, Übelkeit, Schlafstörungen und Reizbarkeit bemerkbar machen. Ist die Magnesiumkonzentration in Ihrem Körper zu niedrig, kann dies durchaus Ihren Hormonhaushalt beeinflussen. Nehmen Sie in diesem Fall wieder genügend Magnesium zu sich, um die Magnesiumkonzentration wieder zu steigern.

6. Reduzieren Sie Stress.

Wenn Sie ständig unter Stress sind, kann Ihr Hormonhaushalt dauerhaft gestört werden. Stress ist Gift für den Körper und die Ursache für viele Krankheiten und einen unausgeglichenen Hormonhaushalt. Bringen Sie Ihre Hormone mit tiefen Atemübungen, Entspannung und Meditation wieder ins Gleichgewicht.

7. Fügen Sie Ihrem Körper mehr Ballaststoffe zu.

Ballaststoffe sind ebenfalls wichtig für Ihren Körper und sind in Bohnen, Haferflocken, Süßkartoffeln und Linsen zu finden. Bauen Sie von diesen Lebensmitteln so viele wie möglich in Ihren

Essensplan mit ein. So bleibt Ihr Hormonhaushalt im Gleichgewicht.

8. Nehmen Sie weniger Koffein zu sich.

Energy Drinks, Coca Cola und Kaffee stressen Ihren Körper. Dadurch schüttet dieser mehr Cortisol aus. Trinken Sie lieber vermehrt grünen Tee. Das entspannt Sie und Ihren Körper.

9. Achten Sie darauf, dass Ihre Darmflora gesund bleibt.

Wenn Sie das Gefühl haben, dass Ihr Hormonhaushalt durcheinander ist, setzen Sie etwas mehr auf fermentierte oder probiotische Lebensmittel.

10. Halten Sie den Blutzuckerspiegel stabil.

Vermeiden Sie eine Insulinresistenz bzw. Insulinüberproduktion, damit es nicht zu einer Fetteinlagerung kommt. Reduzieren Sie stark die Einnahme von Zucker, Kohlenhydraten, Glukose, Fruktose und ersetzen Sie diese durch Gemüse, Vollkornprodukte, gesunde Fette und Proteine.

11. Essen Sie vermehrt gesunde Fette.

Omega-3-Fettsäuren und gesunde Fette sind gut für den Körper. Achten Sie deshalb mehr darauf, Nüsse, Avocados, Kokosöl, Lachs, Oliven- oder Leinöl zu essen.

12. Essen Sie reine Lebensmittel.

Vermeiden Sie, Fertigprodukte oder verarbeitete Lebensmittel zu kaufen. Bioprodukte sowie unbehandelte Lebensmittel sind weitaus gesünder.

4. Abnehmen in den Wechseljahren

4.1 Diät in den Wechseljahren

Viele Frauen erleben die Wechseljahre unterschiedlich. Manche Frauen haben gar keine Beschwerden oder nur leichte Anzeichen, die mit pflanzlichen Produkten wieder in den Griff zu bekommen sind. Andere jedoch quälen sich mit starken Symptomen herum und unterziehen sich einer Therapie. Aber heutzutage muss keine Frau diese Probleme über sich ergehen lassen. Die heutige Medizin und eine positive Lebensweise helfen Ihrem Körper, weiter leistungsfähig, gesund und attraktiv zu bleiben. Viele Maßnahmen können die Wechseljahre so angenehm wie nur möglich gestalten. Ändern Sie Ihren Lebensstil, ernähren Sie sich gesund und ausgewogen. Wichtig sind viel Bewegung und mehr Obst, Vollkornprodukte (sofern das Ihr Darm verträgt) und Gemüse zu essen. Soja und Hülsenfrüchte enthalten Phytoöstrogene und gleichen einen Östrogenmangel wieder ein wenig aus. Des Weiteren empfiehlt sich weniger tierische

Produkte zu essen. Dadurch sollen die Beschwerden in den Wechseljahren zusätzlich gemindert werden. Doch seien Sie bei Rohkost vorsichtiger, denn hier könnte Ihr Darm viel empfindlicher auf manche Produkte reagieren.

Aber nicht nur gesundes Essen, sondern auch Sport ist in den Wechseljahren extrem wichtig, denn dadurch stärken Sie Ihre Knochen und Muskeln und wirken gleichzeitig dem Abbau der Muskeln entgegen. Gleichzeitig bauen Sie Stress ab, sorgen für gute Laune und ganz nebenbei erhalten Sie eine gute Figur. Achten Sie darauf, gelenkschonenden Sport wie Yoga, Radfahren, Schwimmen, Pilates und Nordic Walking zu betreiben. Sport hat eigentlich nur Vorteile, denn:

- Sport hält Ihr Gehirn mental fit.
- Sport strafft Ihren Körper und macht ihn attraktiver.
- Bewegung bringt mehr Energie und lässt Ihre Fettpölsterchen verschwinden.
- Durch Sport bekommen Sie eine stabile Psyche und gute Laune.
- Sie beugen mit Sport Osteoporose vor und es stärkt Ihre Knochen.
- Sie erhöhen Ihre Ausdauer und verhindern so viele Herzkrankheiten.

4.2 Anregung des Stoffwechsels

Als Stoffwechsel werden die gesamten biochemischen Vorgänge bezeichnet, die in Ihren Zellen geschehen. Dazu gehören unter anderem die Bereitstellung von Energie, wenn Ihr Körper diese benötigt, das Aufschlüsseln von Nährstoffen aus Nahrung sowie das Abtransportieren von Abfallstoffen aus Ihrem Organismus. Öfter wird die Verdauung mit unserem Stoffwechsel verglichen. Aber diese ist nur der Beginn der kompletten Prozesse des Stoffwechsels. Der Körper führt allerdings nicht nur einen, sondern unterschiedliche durch wie den Fettstoffwechsel (dieser setzt sich mit den Fettzellen auseinander), den Zuckerstoffwechsel sowie den Eiweißstoffwechsel. Enzyme und Hormone sind für die Durchführung des Stoffwechselprozesses außerordentlich wichtig, denn gesteuert wird dieser über das Nerven- und Hormonsystem. Die Leber ist zum Beispiel das wichtigste Organ für den Stoffwechsel. Dieser ist jedoch ab und zu etwas langsam und funktioniert nicht so richtig. Lassen Sie evtl. einmal überprüfen, ob eine Unterfunktion der Schilddrüse dahinterstecken könnte. Eine Stoffwechselkur kann in diesem Fall sehr gut helfen. Dann haben Sie wieder mehr Energie und das Abnehmen wird dadurch zusätzlich erleichtert.

1. Essen Sie proteinreich und scharf, um den Stoffwechsel anzuregen.

Durch Essen können Sie Ihren Stoffwechsel für ein paar Stunden unterstützen. Dies wird als thermischer Effekt von Nahrung bezeichnet, kurz TEF. Hier muss Ihr Körper mehr Energie aufwenden, damit er die Nährstoffe Ihrer Mahlzeit verarbeiten und verdauen kann. Die meiste Energie bringt der Körper für Proteine auf. Dies bedeutet, dass Sie Ihren Stoffwechsel um 15%–30% in Schwung bringen. Generell sind Proteine sehr zu empfehlen, wenn Sie gern abnehmen möchten, denn diese verhindern, dass sich Ihre Muskelmasse schnell abbaut, sie sättigen zusätzlich und der unbeliebte Jojo-Effekt bleibt aus. Würzen Sie Ihr Essen zusätzlich mit scharfen Gewürzen, denn für Ihren Stoffwechsel ist das optimal. Scharfe Gewürze und Lebensmittel, wie zum Beispiel Chilischoten, beinhalten Capsaicin, was sie zu wunderbaren Fatburnern macht. Aufgrund der dadurch entstehenden Hitze in Ihrem Körper wird der Stoffwechsel ordentlich angeregt. Aber damit dieser Effekt erreicht wird, müssten Sie allerdings eine Dosis zu sich nehmen, die nicht jeder Mensch verträgt. Scharfe Gewürze allein bringen also wenig Effekt. Jedoch zusammen mit verschiedenen Lebensmitteln können Sie Ihren Stoffwechsel ordentlich ankurbeln.

2. Trinken Sie viel Wasser.

Wenn Sie viel Wasser trinken, wird Ihre Verdauung unterstützt. Zirka 2 bis 3 Liter Wasser am Tag werden empfohlen. Trinken Sie mehr Wasser anstatt Limonaden etc. So nehmen Sie weniger Kalorien zu sich und können dadurch Ihr Gewicht halten. Ein Glas Wasser 30 Minuten vor Einnahme einer Mahlzeit zügelt den Appetit. Diese Methode ist sehr effektiv, denn sie regt den Stoffwechsel an. Wenn Sie kaltes Wasser trinken, ist dies sogar noch effektiver, denn der Körper muss mehr Energie aufwenden, um das Wasser auf Körpertemperatur erwärmen zu können. Kaffee und grüner Tee können ebenfalls den Stoffwechsel antreiben und helfen dabei, Fett zu verbrennen.

3. Den Stoffwechsel mit Sport ankurbeln

Sie können mit ausreichender Bewegung ebenfalls den Grundumsatz steigern. Wenn Sie Ihre Muskulatur stärken erhöhen sich Energieverbrauch und Grundumsatz. Beachten Sie, dass Sie bei einer Diät nicht nur Fettmasse, sondern auch Muskelmasse abnehmen. Von daher ist es ganz wichtig, die Muskeln mit Sport zu stärken. Krafttraining und Ausdauersport eignen sich dazu hervorragend, denn diese Sportarten kurbeln den Stoffwechsel an und bringen die Pfunde zum Purzeln. Mit einem HIIT-Workout kurbeln Sie den Stoffwechsel am besten an. Der Nachbrenneffekt ist nämlich bei dieser Sportart am stärksten. Selbst nach Ihren Sporteinheiten bleibt Ihr Stoffwechsel in Schwung und fördert die Fettverbrennung optimal. Wenn Sie einen Job haben, in dem Sie viel sitzen müssen, stehen Sie zwischendurch immer wieder auf, laufen Sie herum oder arbeiten Sie auch mal im Stehen. Das verbrennt ein paar kcal extra. Bewegung ist das Wichtigste, um fit zu bleiben und abzunehmen.

4. Ausreichend Schlaf ist gesund.

Schlafen Sie ausreichend, hat dies einen positiven Einfluss auf Ihren Stoffwechsel. Vor allem die ersten 3 Stunden Tiefschlafphase sind nachts sehr wichtig. Wenn Sie unruhig schlafen oder unter Schlafstörungen leiden, hat das negative Auswirkungen auf Ihren Stoffwechsel und dies wiederum fördert Übergewicht. Das hat den Grund, dass ein gestörtes Schlafverhalten Ihren Blutzuckerspiegel sowie die Insulinresistenz nachweislich erhöht. Im schlimmsten Fall könnten Sie an Diabetes erkranken. Für Sportler macht sich ein gesunder Schlaf ebenso bezahlt, da sich dann die gereizten Muskeln regenerieren können.

Ein ungesunder Schlaf kann sich ebenfalls negativ auf Ihr Essverhalten auswirken, denn hier wird vermehrt Ghrelin, ein Hormon, was für das Hungergefühl zuständig ist, ausgeschüttet und Leptin, das Sättigungshormon, verringert. Dies könnte der Grund sein, warum Menschen mit Schlafmangel Probleme haben, Gewicht zu verlieren. Sie sehen also, dass Schlaf sehr wichtig ist, damit der Stoffwechsel einwandfrei funktioniert.

5. Kokosöl regt ebenfalls den Stoffwechsel an.

Das hat den Grund, dass Kokosöl vermehrt mittelkettige Fettsäuren enthält als andere Öle. Diese Fettsäuren regen Ihren Stoffwechsel noch mehr an als langkettige Fettsäuren, wie zum Beispiel Butter. Es ist also vorteilhaft, wenn Sie immer mal wieder Kokosöl zum Braten verwenden, jedoch in Maßen. Das liegt daran, dass hier ein Anteil von 90% der gesättigten Fettsäuren vorliegt. Somit ist das Risiko erhöht, dass Sie an Herz-Kreislauf-Problemen, Fettstoffwechselstörungen oder sogar Brustkrebs erkranken könnten.

4.3 Messen statt wiegen

Sicherlich möchten Sie Ihre Abnehmerfolge auch sehen können. Jedoch ist es häufig so, dass die Werte auf der Waage relativ oft täuschen. Wenn Sie richtig trainieren, baut Ihr Körper auch Muskelmasse auf, die das Doppelte wiegen wie Fettzellen. Auch Nahrungsaufnahme und Flüssigkeitszufuhr spielen eine wichtige Rolle. Die Waage zeigt also an, dass Sie zugenommen haben oder nur wenig Gewicht verloren haben, obwohl Sie bereits jede Menge Fett verbrannt haben. Auch Waagen mit Anzeige des Körperfettanteils sind unzuverlässig. Hier müssten Sie mit Spezialisten und speziellen Messmethoden Ihre Erfolge messen lassen, um ein genaueres Ergebnis zu bekommen. Die Waage ist also kein guter Partner bei Ihrem Vorhaben. Genauso verhält es sich mit dem BMI. Die Richtwerte hier sind ebenfalls ungenau. Denn hier wird nur das Verhältnis des Gewichtes zur Körpergröße gemessen. Ein muskulöser Mann mit normaler Körpergrößer würde hier zum Beispiel einen völlig hohen BMI haben, obwohl er kaum Fett im Körper hat. Jeder Mensch ist anders und verliert unterschiedlich schnell Fett. Hier ist es ratsam, Ihren Fortschritt einfach zu messen, anstatt sich zu wiegen. Das bemerken Sie am besten, wenn Ihnen zum Beispiel Ihre Lieblingsjeans wieder passt, die viel zu eng war, oder wenn Sie den Gürtel 1 bis 2 Löcher enger schnallen können. Es hilft auch, immer wieder ein Foto von Ihrem Körper oder Ihrem Gesicht zu machen, damit Sie einen Vergleich machen können. Mit einem Maßband können Sie Ihre Erfolge gut messen und festhalten. Sie werden auch bald merken, dass Ihnen einiges leichter fallen wird als vorher. Treppensteigen wird leichter, auch den Sprint zur Bahn erledigen Sie mit links. Achten Sie auch auf andere Details. Haben

Sie weniger Rückenschmerzen, wenn Sie über einen längeren Zeitraum arbeiten? All diese Dinge können Ihnen helfen, Ihren Erfolg zu messen und auch zu bemerken.

Es gibt da ein paar Tricks und Tipps, mit denen Sie Ihre Gewichtsabnahme messen bzw. nachvollziehen können. Zum Beispiel wäre einer davon die Kleidung. Hier können Sie immer erkennen, ob Sie zu- oder abgenommen haben, denn diese lügt nie. Wenn die Bluse nicht mehr zu eng ist, dann können Sie sicher sein, dass Sie etwas abgenommen haben. Ein Maßband hilft Ihnen ebenfalls, die jeweiligen Umfänge von Taille, Brust, Gesäß, Oberarmen und Oberschenkeln zu messen. Mithilfe einer Tabelle können Sie Ihre gemessenen Werte eintragen und so noch besser Ihren Fortschritt nachvollziehen. Aber denken Sie daran, dass Sie durch den anfänglichen Muskelaufbau weniger Gewichtsabnahme erkennen können. Da Ihre Muskeln größer werden und die Fettpölsterchen darüber liegen, kann es anfangs schon so wirken, als ob Sie zugenommen hätten. Lassen Sie sich nicht davon beeinflussen. Mit regelmäßigem Training werden auch die Fettpölsterchen bald verschwinden. Auch Ihr Essverhalten wird sich ändern und Sie werden konsequenter. Süßigkeiten oder fettiges Essen werden Sie nun weniger zu sich nehmen. Die Gewichtsabnahme hat also auch einen positiven Einfluss darauf. Auch Belastungsschmerzen durch zu wenig entwickelte Muskulatur können der Vergangenheit angehören. Genau durch diese Kleinigkeiten werden Sie die Erfolge verzeichnen können. Sie können sich jede Woche gewisse Ziele setzen, die Sie erreichen wollen. Auch wenn Sie mal nicht weiterkommen, dann geben Sie nicht auf. Es wird sich schnell ein gewisser Wohlfühlfaktor einstellen, denn Sie werden mehr Energie bekommen, einen besseren Schlaf haben und somit wird sich auch Ihre Lebensqualität steigern.

4.4 Tipps für ein gesundes Abnehmen in den Wechseljahren

An dieser Stelle sei erwähnt, dass eine Gewichtszunahme nur bedingt den Wechseljahren geschuldet ist. Es ist nämlich so, dass die Muskelmasse ab einem Alter von 40 Jahren langsam immer mehr abnimmt. Muskeln verbrennen viel Energie und haben Sie zu wenig davon, ist der Energieverbrauch auch geringer. Da der Grundumsatz mit zunehmendem Alter ebenso geringer wird, werden Sie automatisch zunehmen, wenn Sie die Kalorienzufuhr nicht gleichzeitig drosseln oder diese mit Sport wieder ausgleichen. Eine Ernährungsumstellung trägt ebenfalls dazu bei, gesund und auf lange Sicht abzunehmen. Machen Sie sich einen Ernährungsplan. Damit fällt es Ihnen sicherlich leichter.

Aber nicht nur die steigenden Zahlen auf der Waage machen vielen Frauen in den Wechseljahren zu schaffen, sondern auch wachsender Bauchumfang. Dieser ist durchaus eine Begleiterscheinung des Klimakteriums. Viele Frauen stellen eine unterschiedliche Verteilung des Körperfettes fest. Zum Beispiel nehmen viele dann nicht mehr an Beinen und Po zu, sondern viel eher am Bauch. Daran sind die hormonbedingten Veränderungen schuld. Während den Wechseljahren werden weniger Östrogene produziert, dafür aber mehr männliche Sexualhormone. Dadurch lagert sich nun hauptsächlich das Fett am Bauch an. Es könnte sogar passieren, dass Sie Haarausfall bekommen. Wenn Sie ein bisschen zu viel auf den Rippen haben, ist das kein Weltuntergang. Haben Sie trotzdem während den Wechseljahren Ihr Gewicht im Auge und sorgen Sie dafür, dass Ihr Bauch nicht an Umfang zunimmt. Es erhöht nämlich das Risiko, einen Herzinfarkt oder Schlaganfall zu bekommen. Grundsätzlich sollten Sie Übergewicht vermeiden. Nachfolgend sind ein paar Tipps aufgeführt, die Ihnen das Abnehmen während dieser Zeit erleichtern.

1. Nehmen Sie weniger Salz zu sich.

Salz begünstigt, dass sich Wasser in Ihrem Körper ansammeln kann und fördert den Appetit. Zusätzlich erhöht es den Blutdruck. Kochen Sie einfach mehr mit Gewürzen und Kräutern, zum Beispiel mit Kümmel, Petersilie, Curry, Koriander usw.

2. Kochen Sie selbst so oft es geht.

Benutzen Sie vorzugsweise frische Zutaten zum Kochen. Die handelsüblichen Fertiggerichte beinhalten sehr oft zu viel Salz, Zucker sowie andere ungesunde Zusatzstoffe. Des Weiteren nehmen Sie dadurch unnötige Extrakalorien zu sich.

3. Kochen Sie fettarm.

Denn dies hat eine positive Auswirkung auf Ihren Blutdruck und zusätzlich essen Sie noch kalorienarm.

4. Essen Sie weniger Fleisch.

Täglich Fleisch essen ist nicht unbedingt gesund. Fügen Sie auch mal Hülsenfrüchte, mageren Fisch und Sojaprodukte Ihrem Ernährungsplan hinzu.

5. Essen Sie dreimal täglich Gemüse.

Dazu noch zweimal täglich Obst, dann nehmen Sie viele Nährstoffe zu sich und essen kalorienarm.

6. Kurbeln Sie regelmäßig Ihren Stoffwechsel an.

Ihr Körper wird auf Sparflamme schalten, wenn Sie die Kalorienzufuhr reduzieren. Deshalb ist es umso wichtiger, dass Sie Ihren Stoffwechsel in

Gang halten, damit der Energieverbrauch weiterhin gut funktioniert.

7. Trinken Sie ausreichend Wasser.

Und das bedeutet nicht, dass Sie Limo, Cola oder Säfte, sondern lieber Kräutertees und Mineralwasser trinken sollen. Denn alles andere enthält einfach zu viel Zucker.

8. Essen Sie vorwiegend Vollkornprodukte.

Sie sättigen langfristig und enthalten viel Ballaststoffe.

9. Ausreichend Schlaf hilft.

Sie haben richtig gelesen. Ausreichend und gesund schlafen wird Ihnen beim Abnehmen helfen. Denn dieser ist wichtig für die Regulierung des Appetits sowie die Fettverbrennung.

10. Regelmäßige Trainingseinheiten sind wichtig.

Dadurch erhalten Sie Ihren Energieumsatz und verhindern, dass Ihre Muskelmasse abnimmt.

Achten Sie in den Wechseljahren auf eine gesunde positive Lebensweise und eine ausgewogene Ernährung, bewegen Sie sich ausreichend. Jedoch können Sie sich zwischendurch ruhig ein wenig Chips oder Schokolade gönnen. Aber bitte in Maßen.

4.5 20 Rezepte für die Wechseljahre

Eine gesunde und ausgewogene Ernährung ist in dieser Zeit sehr wichtig. Sie sollten vorzugsweise frische und fettarme Lebensmittel zu sich nehmen, die einen erhöhten Anteil an Nähr- und Ballaststoffen besitzen. Das wären zum Beispiel Kartoffeln, Gemüse, Obst, mageres Fleisch, Vollkornprodukte usw. Sie sollten zudem auf regelmäßige Mahlzeiten achten, denn dadurch können Sie Hitzewallungen reduzieren.

Nachfolgend sind für Sie 20 tolle Rezepte zusammengestellt, die Sie ganz leicht nachkochen können.

https://www.schaper-bruemmer.de/fileadmin/info/remifemin/Remifemin_Kochbuch.pdf

https://www.gutekueche.at/gesunde-ernaehrung-in-den-wechseljahren-artikel-1639

https://www.entspannte-wechseljahre.de/alltag/ernaehrung/rezepte/

VORSPEISEN

Salat mit Äpfeln, Mango und Nüssen

Für 4 Personen:

2 Teelöffel Rotweinessig, Salz, 1 Teelöffel Balsamessig, 1 Schalotte, 2 Esslöffel Walnussöl, 1 Esslöffel Olivenöl, 3 Kolben

Chicorée, 2 Äpfel, 1 Prise Anissamen (zerstoßen), Walnusskerne (100 g), 1 Mango

Schälen Sie die Schalotte und würfeln Sie sie fein. Vermengen Sie Essig, Salz, die Schalotte und Anis. Das Öl wird tropfenweise untergeschlagen. Rösten Sie in der Pfanne die Walnüsse zirka drei Minuten, jedoch ohne Fett. Waschen und putzen Sie den Chicorée und vierteln Sie diesen anschließend. Schälen Sie die Mango und waschen Sie die Äpfel. Beide Früchte bitte in Scheiben schneiden (zirka 0,5 cm dick) bis zum Kern und schneiden Sie anschließend die Scheiben in kleine Stifte. Nun alle Zutaten vermengen und alles für ungefähr fünf Minuten ziehen lassen. Danach alles auf einem Teller anrichten und mit den Mangospalten abschließend garnieren.

Pro Portion ca.: 340 kcal, F 24g, E 7g, KH 23g

Schaschlik aus Antipasti

Sie benötigen für 4 Personen:

1 gelbe sowie 1 rote Paprikaschote, 200 g Champignons, 2 Zehen Knoblauch, 1 Zucchini, 2 Rosmarinstiele, 1/2 Topf Thymian, 1 Esslöffel Zucker, Salz, 4 Esslöffel Olivenöl, Pfeffer, Mini-Mozzarella (200 g), Balsamico-Essig (100 g), 1 Esslöffel Zitronensaft, getrocknete Tomaten (100 g), 1 Zitrone und zum Garnieren ein paar frische Kräuter

Putzen und waschen Sie das Gemüse und schneiden es in mundgerechte Stücke. Anschließend die Champignons putzen. Waschen Sie die Kräuter und hacken Sie diese. Dann eine Zehe Knoblauch schälen und pressen. Erhitzen Sie den gepressten Knoblauch in dem erhitzten Ölivenöl (2 EL). Dann Zucchini und Paprika leicht anbraten und mit Zucker, Salz sowie mit der Hälfte von den Kräutern würzen. Löschen Sie alles mit dem Essig ab und verteilen das Gemüse auf das Backblech. Nun wird alles bei 90°C für 15 Minuten gegart. In der Zeit den restlichen Knoblauch in zwei Esslöffeln Olivenöl andünsten und danach die Champignons hinzufügen. Alles bei hoher Temperatur braten und mit Kräutern, Pfeffer und Salz würzen. Pilze und das Gemüse dann abkühlen lassen. Nun alles abwechselnd mit getrockneten Tomaten und dem Mozzarella auf Holzspieße stecken. Abschließen alles mit etwas Zitrone und Kräutern garnieren.

Pro Portion ca.: 290 kcal, KH 15g, F 19g, E 15g

Leckere Suppe mit Kohlrabi, Kräuterpesto und Kresse

Folgende Zutaten werden benötigt (reicht für 4 Personen):

1 Knoblauchzehe, 1 Esslöffel Butter, 1 Zwiebel, Salz, Pfeffer, 2 bis 3 Kohlrabi, Parmesan (20 g), Haselnusskerne (20 g), Gemüsebrühe (800 ml), 6–7 Esslöffel Olivenöl, Zucker, Schlagsahne (75 g), Petersilie und Basilikum (je 1/2 Bund), Gartenkresse (1/2 Beet), Zitronensaft (1–2 Teelöffel)

Zubereitung:

Schälen Sie den Kohlrabi und schneiden Sie diesen mit Knoblauch und Zwiebeln in Stückchen. Erhitzen Sie Butter im Topf und dünsten darin das geschnittene Gemüse für 3 bis 4 Minuten glasig. Geben Sie Salz dazu, löschen alles mit Brühe ab und lassen dies zirka 15 Minuten zugedeckt köcheln. Hacken Sie grob die Nüsse und rösten Sie diese in der Pfanne goldbraun an. Nun die Kräuter abwaschen, abtupfen und die groben Stiele abzupfen. Nun den Parmesankäse reiben und dann die Kräuter mit dem Parmesan, den Nüssen und dem Olivenöl in einen

Zerkleinerer geben, bis es zu Pesto wird. Dann alles mit Pfeffer und Salz nachwürzen. Anschließend Kohlrabi in die Brühe geben und mit einem Stabmixer pürieren. Dann geben Sie Sahne hinzu, lassen alles aufkochen und schmecken es mit ein wenig Zucker, Pfeffer, Salz und Zitronensaft ab. Abschließend das Pesto einrühren und Suppe mit Kresse anrichten. Vielleicht servieren Sie noch etwas Baguettebrot dazu.

Je Portion ca.: 310 kcal, KH 7g, F 28g, E 5g

Tomaten, gefüllt

Für 4 Portionen benötigen Sie:

4 große Tomaten, Mischgemüse (gekocht, 600 g), 4 Esslöffel Sauerrahm, zwei Äpfel, etwas Pfeffer und Salz, ein Päckchen Petersilie, zwei Essiggürkchen

---

Zubereitung:

Das Gemüse kochen und abkühlen lassen. Dieses dann mit Essiggurken und den Äpfeln vermischen. Rühren Sie anschließend den Sauerrahm unter. Nun waschen Sie die Tomaten, schneiden Käppchen ab und höhlen diese aus. Dann das Tomaten-Fruchtfleisch auch in Stückchen schneiden und mit in das Gemüse geben. Dann die Tomaten mit dem Salat füllen und die ausgehöhlten Käppchen wieder draufsetzen. Guten Appetit!

Nudelpfanne auf asiatische Art

Ausreichend für 4 Portionen:

Hähnchenbrustfilet (400 g), Jungzwiebeln (100 g), asiatische Eiernudeln, Karotten (50 g), gelbe Rüben (50 g), Shiitake- oder

Austernpilze (50 g), 2 Knoblauchzehen, etwas Öl zum Anbraten, Hühnerfond (0,25 l), etwas Sesamöl, 1 Schuss Chilisoße (Chicken), 1 Schuss Sojasoße, etwas Sambal Oelek, 1 Schuss süße Sojasoße (Ketjap Manis), 1 Prise gehackten Koriander sowie 1 Prise gehackte Petersilie

Zubereitung:

Schneiden Sie die Hähnchenbrust in 1 cm breite Streifen. Schälen Sie die Karotten und gelben Rüben, halbieren diese längs und schneiden sie in ganz feine Blättchen. Nun die Jungzwiebeln waschen und kleinschneiden. Säubern Sie die Pilze, entfernen Sie den Stiel und schneiden die Pilzkappen anschließend in Streifen. Nun die asiatischen Nudeln in kochendem Salzwasser garen. Erhitzen Sie in einem Wok oder einer Pfanne Öl und braten Sie darin die Hähnchenbruststreifen an. Dann die gelben Rüben, Knoblauch, Jungzwiebeln, Pilze und Karotten dazugeben, alles anschwitzen und dann mit Hühnerfond ablöschen. Ist die Flüssigkeit so gut wie verdampft, geben Sie die Nudeln bei und braten diese unter Rühren mit. Abschließend alles mit den asiatischen Gewürzen, den Kräutern und Sesamöl abschmecken.

Reis-Apfel-Auflauf

Die Zutaten für 4 Portionen:

3 Eier, 3 Äpfel, Butter (70 g), Milch (1 Liter), Rundkorn- oder Mittelkornreis (250 g), Salz (eine Prise), Zucker (60 g), ein Päckchen Vanillezucker, eine Messerspitze von einer Zitronenschale und einen Spritzer Zitronensaft, etwas Butter für die Auflaufform sowie 2 Äpfel zum Belegen.

Zubereitung:

Geben Sie den Reis in einen Topf mit der Milch und bringen Sie dies zum Kochen. Dann den Vanillezucker, das Salz sowie die Zitronenschale hinzufügen und alles breiig kochen. Trennen Sie anschließend die Eier und rühren Sie den Dotter mit dem Zucker und der Butter schaumig. Dann rühren Sie diese Buttermasse einfach in den breiigen Reis. Schlagen Sie das Eiweiß zu Schnee und heben es darunter. Dann drei Äpfel schälen und reiben (grob). Schälen Sie die anderen zwei Äpfel auch noch, spalten diese und schneiden sie dann in feine Scheiben. Diese beträufeln Sie dann mit Zitronensaft und stellen sie beiseite. Anschließend schmieren Sie eine Auflaufform mit der Butter aus und geben die Hälfte von der Reismasse in die Form und bedecken die Masse mit den geriebenen Äpfeln. Schütten Sie danach den Rest der Reismasse darüber. Belegen Sie zum Abschluss alles mit den Apfelspalten und lassen das Ganze bei 160° C etwa 45 Minuten backen.

Klassischer Obstsalat

Für 4 Portionen:

1 Pfirsich, 4 Bananen, Erdbeeren (500 g), Äpfel (500 g), Ananas (500 g), Weintrauben (500 g), 1/2 Zitrone, 1/2 Liter Orangensaft und 3 Esslöffel Heidelbeeren

Zubereitung:

Waschen Sie das Obst, schälen die Ananas und Bananen und entkernen Sie anschließend den Pfirsich und die Äpfel. Danach schneiden Sie das komplette Obst klein und geben alles mit den Heidelbeeren in die Salatschüssel. Beträufeln Sie dann den Obstsalat mit der Zitrone. So kann er nicht braun werden. Gießen Sie zum Schluss den Orangensaft darüber und genießen Sie Ihren Obstsalat.

Grünkohl mit Lachs

Für 2 Portionen benötigen Sie:

Grünkohl (frisch, 200 g), 2 Lachsfilets (je 150 bis 200 g), 4 Esslöffel Gemüsebrühe, 2 Esslöffel Speiseöl, 1 Teelöffel Senf, Naturjoghurt (150 g) oder Crème fraîche (fettarm), 1 Teelöffel Zitronensaft sowie Pfeffer und Salz

Zubereitung:

Waschen Sie gründlich den Grünkohl und blanchieren Sie diesen in viel kochendem Wasser für zwei Minuten. Dann im Sieb abtropfen. Verrühren Sie den Zitronensaft und den Senf mit der Brühe und lassen Sie alles kurze Zeit aufkochen. Dann die Crème fraîche bzw. den Joghurt unterrühren und alles mit Pfeffer und Salz abschmecken. Anschließend würzen Sie mit Pfeffer und Salz den Lachs. Erhitzen Sie in der Pfanne Öl und braten den Lachs dann scharf auf der Hautseite an. Drehen Sie die Hitze nach ein paar Minuten runter und geben Sie einen Deckel auf die Pfanne. Der Lachs sollte zirka 15 Minuten aus kleiner Stufe durchgaren. Abschließend richten Sie den Fisch, den Grünkohl und die Soße auf einen Teller an. Wenn Sie möchten, können Sie dazu entweder Reis (50 g), Kartoffeln (150 g) oder Vollkornnudeln (100 g) essen.

Salat aus Quinoa, Tomaten und Avocado

Reicht für 2 Portionen:

1 Avocado, 1 Salatgurke, Quinoa (100 g), Zitronensaft, Cocktailtomaten (10 Stück), frische Petersilie (1/2 Bund), Olivenöl, 1 Teelöffel Salz sowie Pfeffer und Chili (gemahlen).

Zubereitung:

Waschen Sie im Sieb die Quinoa, geben Sie sie in einen Topf, mit Wasser bedecken und 20 Minuten kochen lassen. Zwischenzeitlich Gurke, Avocado und Tomaten in Würfel schneiden sowie Petersilie hacken. Beträufeln Sie die Avocado mit Zitrone, damit diese nicht bräunlich wird. Ist die Quinoa weichgekocht, gießen Sie diese wieder in das Sieb und brausen Sie sie kurz ab. Dann alles abtropfen lassen. Vermischen sie anschließend die Quinoa mit Petersilie und dem Gemüse, geben einen Schuss Öl dazu und schmecken alles mit Chili, Pfeffer und Salz ab. Sie können zum Schluss gerne noch ein paar Nüsse über den Salat streuen.

Obst mit Leinsamen und Müsli

Für 1 Portion:

1 Esslöffel Leinsamen, Haferflocken (40 g), Erdbeeren (40 g), Blaubeeren (40 g), 1 Esslöffel Honig, fettarme Milch (200 ml) sowie Walnüsse (10 g)

Zubereitung:

Sie können Ihr Müsli je nach Geschmack variieren. Anstatt Kuhmilch können Sie zum Beispiel auch fettarmen Joghurt oder Sojamilch verwenden. Und beim Obst ist es empfehlenswert, wenn Sie Saisonfrüchte nutzen. Alternativ können Sie auch Trockenobst oder Tiefkühlobst nehmen.

Leckere Zucchinipuffer

Sie brauchen für 4 Portionen:

Zucchini (600 g, gerieben), 2 Knoblauchzehen, Haferflocken (200 g), zwei kleine Zwiebeln, 2 Eier, Käse (70 g, gerieben), je 1 Prise Basilikum, Salz und Pfeffer

Zubereitung:

Schälen Sie die Zucchini und raspeln Sie diese grob. Knoblauch und die Zwiebeln hacken. Geben Sie dies zusammen mit den Gewürzen, Käse und Haferflocken in eine Schüssel und vermengen alles. Anschließend rühren Sie die Eier in die Masse ein. Erhitzen Sie in der Pfanne Öl und geben Sie von der Masse kleine Häufchen in das heiße Öl und drücken Sie diese flach. Braten Sie die Puffer auf beiden Seiten an, bis sie eine schöne goldbraune Farbe bekommen.

Linsen-Blumenkohl-Pfanne

Für 4 Portionen wird benötigt:

Einen Blumenkohlkopf (zirka 900 g), rote Linsen (200 g), Möhren (250 g), getrocknete Datteln (80 g), 2 Esslöffel Öl, 3 Koriander-Stiele, Instant-Gemüsebrühe (2 Teelöffel), griechischer Sahnejoghurt (200 g), 1 Teelöffel Currypulver, 1 Teelöffel Speisestärke sowie Pfeffer und Salz

Zubereitung:

Waschen und putzen Sie den Blumenkohl und teilen Sie diesen anschließend in kleine Röschen auf. Schälen Sie die Möhren und halbieren Sie diese längs. Anschließend in Stücke schneiden. Halbieren Sie die Datteln ebenfalls längs und schneiden Sie diese in Scheiben. Nun erhitzen Sie Öl in der Pfanne (groß) und braten die Möhren und den Blumenkohl darin an. Die Datteln und Linsen hinzufügen und mitbraten. Streuen Sie Curry darüber, gießen Sie 500 ml Wasser hinzu und lassen alles aufkochen. Anschließend die Brühe einrühren und ungefähr 10 Minuten bei mittlerer Stufe köcheln lassen. Vergessen Sie nicht ab und zu umzurühren. Nun waschen Sie den Koriander, tupfen diesen trocken und zupfen die Blätter ab. Anschließend Stärke mit 150 g Joghurt vermischen, dann verrühren Sie den Joghurt mit den Linsen und schmecken alles mit Pfeffer und Salz ab. Geben Sie einen Klecks Joghurt abschließend auf das Gericht und bestreuen Sie es mit den Korianderblättern. Indisches Fladenbrot passt hierzu sehr gut.

Pro Portion ca.: 380 kcal, E 19g, KH 47g, F 11g

Putenstreifen auf Ofen-Süßkartoffeln

Sie benötigen (bei 4 Personen):

2 große oder 4 kleine Süßkartoffeln (700 g), Pfeffer, Salz, zwei Teelöffel Öl, vier Lauchzwiebeln, Putenbrust (300 g), Mineralwasser (6 Esslöffel), Light-Käse (gerieben, 120 g), Magerquark (400 g)

Zubereitung:

Heizen Sie den Ofen vor (Umluft 175 °C, E-Herd 200 °C, Gas Stufe 3). Waschen Sie die Kartoffeln gründlich und halbieren Sie sie längs. Nun eine Backform leicht mit Öl ausstreichen und dann die Kartoffeln so in die Form legen, dass die Schnittfläche nach oben zeigt. Nun würzen Sie diese mit Pfeffer und Salz und backen diese zirka 45 Minuten im Backofen. Streuen Sie nach ungefähr 20 Minuten den Käse über die Kartoffeln. Anschließend den Quark mit Mineralwasser verrühren und mit Pfeffer und Salz abschmecken. Waschen und putzen Sie die Lauchzwiebeln und schneiden diese in schmale Ringe. Danach rühren Sie diese in den Quark. Nun das Fleisch waschen. Tupfen Sie es trocken und schneiden es in kleine Streifen. Dann erhitzen Sie einen Teelöffeln Öl in der Pfanne und braten das Fleisch zirka 5–10 Minuten darin an. Abschließend mit Pfeffer und Salz würzen und alles zusammen anrichten. Lassen Sie es sich schmecken.

Pro Portion ca.: 440 kcal, KH 46g, F 9g, E 40g

Petersilienpesto auf Penne (Vollkorn) mit Rote-Bete-Salat

Für 4 Personen brauchen Sie:

Vollkornnudeln (240 g), 4 Teelöffel Pinienkerne, Gemüsebrühe (120 g), Basilikum-Pesto (zirka 60 g), glatte Petersilie (1 Bund), rote Zwiebeln (klein, 2 Stück), Pfeffer, Salz, Senf (2 bis 3 Teelöffel), 3–4 Lauchzwiebeln, Zucker, Parmesankäse (20 g), Rote Bete (vorgegart und vakuumiert, vier Kugeln)

Zubereitung:

Rösten Sie die Pinienkerne ohne Fett in der Pfanne schön goldbraun, dann herausnehmen und abkühlen lassen. Waschen Sie Petersilie, tupfen diese trocken und zupfen Sie die Blättchen ab. Pürieren Sie das Pesto mit der Petersilie und der Brühe in einem Zerkleinerer. Anschließend mit Pfeffer und Salz würzen. Dann die Pinienkerne hacken und dazugeben. Nudeln kochen, die roten Zwiebeln schälen und in Würfel schneiden. Verrühren Sie Senf mit einem Esslöffel Wasser und würzen diesen mit Pfeffer, Salz und Zucker. Schneiden Sie nun die Rote Bete in Scheiben und vermengen diese mit der Vinaigrette. Anschließend nochmal mit Pfeffer und Salz abschmecken. Waschen Sie die Lauchzwiebeln und schneiden Sie diese in Ringe, dann Nudeln abgießen und diese mit den Lauchzwiebeln und der Pesto vermischen. Dann alles mit Rote Bete anrichten und den Parmesankäse darüber streuen.

Portion ca.: 400 kcal, E 13g, KH 48g, F 17g

Quark mit Himbeeren (für 4 Personen)

Sie benötigen:

Magerquark (500 g), Milch (50 ml), Himbeeren (250 g, tiefgefroren), 4 Zwiebackscheiben, 1 Esslöffel Zitronensaft, 1 Teelöffel Honig, Magermilch-Joghurt (150 g, Fett 1,5%), ein paar Spritzer von Süßstoff sowie ein wenig Zitronenmelisse für die Verzierung.

Zubereitung:

Lassen Sie die Himbeeren antauen und zerbröseln Sie dann den Zwieback. Anschließend den Quark mit einem Handrührgerät aufschlagen. Rühren Sie Honig, Milch, Joghurt und Zitronensaft unter und schmecken alles mit Süßstoff ab. Legen Sie ein paar Himbeeren für das Verzieren beiseite und heben Sie den Rest unter die Creme. Dann schichten Sie abwechselnd Quarkcreme, Zwieback und wieder Quarkcreme in Dessertgläser und verzieren alles mit Zitronenmelisse und den restlichen Himbeeren. Fertig ist ein leckeres Dessert.

Pro Portion ca.: 210 kcal, E 20g, KH 26g, F 2g

Pfirsiche (karamellisiert) mit Krokant (für den Grill)

Zutaten, ausreichend für 8 Personen:

Walnusskerne (30 g), 4 reife Pfirsiche (nicht zu weich), Mandelkerne (geschält, 30 g), Butter (20 g), Zucker (30 g bzw. 1 bis 2 Esslöffel), Saft einer Limette, Minze sowie Limettenscheiben für die Verzierung und eine Alu-Schale

Zubereitung:

Karamellisieren Sie in der Pfanne 30 g Zucker. Fügen Sie die Mandeln und Walnüsse hinzu und lassen diese mit karamellisieren. Dann die Nüsse herausnehmen und abkühlen lassen. Danach Nüsse grob hacken. Waschen Sie die Pfirsiche, trocknen Sie diese ab. Anschließend Pfirsiche halbieren und den Stein entfernen. Danach schneiden Sie die Pfirsiche in Spalten und legen diese in eine Grillschale. Träufeln Sie Limettensaft darüber und streuen Sie Krokant und Butter in Flöckchenform über die Pfirsiche. Abschließend alles mit ein bis zwei Esslöffeln Zucker bestreuen und 10 bis 15 Minuten grillen lassen. Zum Verzieren setzen Sie noch Minze und Limettenscheiben oben drauf.

Pro Portion ca.: 110 kcal, E 2 g, KH 11g, F 7g

Forelle mit Bohnensalat

Sie brauchen folgende Zutaten für 4 Personen:

Forellenfilet (geräuchert, 250 g), Zuckerschoten (200 g), 1 Bund Radieschen, grüne Bohnen (200 g), rote Zwiebeln (2 Stück), Salz, Pfeffer, 4 Esslöffel Honig, 1 orangene Paprikaschote, italienische weiße große Bohnenkerne (eine Dose), 4 Esslöffel Essig, Gemüsebrühe (1/8 Liter, instant), 3 Stiele Thymian, 2 Esslöffel Pinienkerne, mehrere Blätter Pflücksalat, 1–2 Esslöffel mittelscharfer Senf, etwas Thymian für das Garnieren

---

Zubereitung:

Waschen und putzen Sie die Bohnen und schneiden diese evtl. noch etwas kleiner. Anschließend garen Sie diese zirka 15 Minuten in kochendem Salzwasser und lassen sie dann abtropfen. In der Zwischenzeit die Radieschen und Paprika waschen und putzen. Schneiden Sie die Radieschen in dünne Scheibchen und die Paprika in Würfel. Dann waschen Sie die Zuckerschoten, halbieren diese längs und lassen diese zirka für 3 Minuten in leicht gesalzenem Wasser kochen, danach lassen Sie sie abtropfen. Nun die Zwiebeln schälen und in große Ringe schneiden. Jetzt spülen Sie die Bohnenkerne ab und lassen diese dann abtropfen. Kochen Sie den Essig und die Brühe kurz auf und geben die Flüssigkeit dann heiß über die Salatzutaten, die Sie vorbereitet haben. Dann alles vermengen. Anschließend den Salat waschen und in Stückchen zupfen. Legen Sie mit dem Salat die Teller aus und richten Sie den Rest des Salates darauf an. Schneiden Sie das Forellenfilet in mundgerechte Stücke und verteilen dieses auf dem Salat. Nun rösten Sie die Pinienkerne in der Pfanne goldbraun an und nehmen sie dann heraus. Danach den Thymian waschen, trocken tupfen und die Blättchen abstreifen. Abschließend verrühren Sie Honig, Thymian, Senf und die Pinienkerne, schmecken dieses mit Pfeffer und Salz ab und träufeln alles über den Salat. Noch ein wenig Thymian zum Garnieren drauf und fertig ist ein leckeres Gericht.

Pro Portion ca.: 290 kcal, E 22g, KH 31g, F 8g

Himbeer-Erdbeer-Rosmarinspieß auf Mousse au Chocolat

Zutaten (für 4 Portionen):

2 große Eier (M), Zartbitter-Kuvertüre (150 g), 2 Esslöffel Zucker, Schlagsahne (200 g), 4 Himbeeren, 4 Erdbeeren, 2 Esslöffel Kaffeelikör, Rosmarin (4 kleine Zweige)

Hacken Sie die Kuvertüre grob, geben diese in eine Schüssel und lassen dann die Schokolade im Wasserbad schmelzen. Anschließend vom Herd nehmen und ein wenig abkühlen lassen.

Nun trennen Sie die Eier und geben zum Eigelb Zucker und Likör dazu. Anschließend mit einem Handrührgerät zu einer Creme schlagen. Nun das Eiweiß und die Sahne separat steif schlagen. Jetzt die Schokolade sowie 1/3 von der Sahne unter die Eigelbmasse rühren und dann den Eischnee unterheben. Den Rest der Sahne nun leicht unterziehen. Verrühren Sie sie nicht komplett. Nun geben Sie alles in vier Dessertgläschen und stellen alles für vier Stunden in den Kühlschrank. In der Zwischenzeit die Rosmarinzweige waschen und zum Trocknen etwas schütteln. Dann ausgewählte Erdbeeren und Himbeeren waschen, trocken topfen und diese anschließend abwechselnd auf die Zweige stecken. Abschließend hacken Sie zirka 20 g Schokolade fein, bestreuen damit die Mousse und geben dann die Spieße dazu.

Pro Portion ca.: 450 kcal, E 7g, KH 30g, F 32g

Thai-Curry (vegetarisch)

Sie brauchen bei 4 Personen:

1 Aubergine (klein), Broccoli (500 g), Lauchzwiebeln (1 Bund), Möhren (3 mittelgroße), Salz, 1 Knoblauchzehe, 1 Paprikaschote (rot), 2 Esslöffel Öl, 2 Esslöffel Zitronensaft, Basmati- oder Duftreis (200 g), Zitronengras (1 Stange), Kokosmilch (1 Dose, zirka 425 ml), gelbe Currypaste (zirka 1 bis 2 Teelöffel, grüne oder rote Paste ist auch möglich), 1 Teelöffel Zucker, helle Sojasoße (2–3 Esslöffel), 1/2 Bund Koriander

---

Zubereitung:

Waschen und putzen Sie die Aubergine und schneiden diese dann in breite Scheiben (zirka 1 cm). Legen Sie die Scheiben dann nebeneinander auf das Backblech und salzen die

Aubergine beidseitig. Dann alles ziehen lassen. In der Zeit den Broccoli waschen und diesen in Röschen teilen. Nun waschen Sie die Lauchzwiebeln und schneiden diese zum Grün hin in Stücke. Das Grün der Lauchzwiebel schneiden Sie nun in Ringe und legen diese beiseite. Jetzt putzen und waschen Sie die Paprika und schneiden diese in Stücke. Danach tupfen Sie die Auberginen trocken und schneiden diese in Würfel. Schneiden Sie nun den Knoblauch und hacken diesen fein. Anschließend den Reis in Salzwasser kochen (nach Packungsanweisung). Erhitzen Sie Öl in einem Wok und geben Sie Broccoli, Möhren und Paprika hinzu. Schwitzen Sie alles für zirka 3 Minuten an. Nun fügen Sie die Auberginen und Lauchzwiebelstückchen hinzu und das Ganze noch einmal 4 Minuten weiter anschwitzen lassen. Jetzt nehmen Sie das Gemüse aus dem Wok und schneiden anschließend das Zitronengras längs ein. Anschließend lassen Sie die Currypaste, Sojasoße, Kokosmilch, Zucker, Zitronensaft und Zitronengras im Wok aufkochen und lassen dann alles für zirka fünf Minuten köcheln. Danach wieder das Gemüse hinzufügen und alles für 5 Minuten weiter köcheln. Waschen Sie den Koriander, tupfen diesen trocken und zupfen dann die Blättchen ab. Hacken Sie diese anschließend grob. Nehmen Sie nun das Zitronengras aus dem Wok, geben den Koriander und die Lauchzwiebelringe dazu und schalten den Herd aus. Abschließend den Reis abschütten und mit dem fertigen Curry anrichten.

Pro Portion ca.: 420 kcal, KH 53g, F20g, E 10g

Joghurt-Rhabarber-Rolle

Für 12 Stücke brauchen Sie:

Rhabarber (500 g), Zucker (175 g), Gelierzucker (150 g, 2:1), 4 Eiweiß (von Eiern der Größe M), 1 Teelöffel Speisestärke, 2 Päckchen Vanillin-Zucker, 1 Esslöffel Puderzucker, fürs Garnieren

Zitronenmelisse sowie gehackte Pistazien, Weißwein-Essig (1 Teelöffel), griechischer Sahne-Joghurt (300 g, fest), Öl (zum Bestreichen), Backpapier und Puderzucker (zum Bestreuen)

Zubereitung:

Putzen und waschen Sie den Rhabarber und schneiden diesen in Stücke. Mischen Sie Gelierzucker in einem Topf und lassen dies 30 Minuten ziehen. Erhitzen Sie diesen und lassen alles zirka drei Minuten sprudelnd kochen. Ist die Masse geliert, füllen Sie sie in eine Schüssel und stellen diese kalt. Vergessen Sie nicht, die Masse immer mal wieder umzurühren. Legen Sie das Backpapier auf ein Backblech aus und bestreichen es dünn mit Öl. Schlagen Sie das Eiweiß steif, lassen vom Zucker ungefähr die Hälfte einrieseln und schlagen ein paar Minuten weiter steif. Nun mischen Sie den restlichen Zucker, die Stärke und das Päckchen Vanillin-Zucker, geben Essig hinzu und schlagen weiter, bis alles richtig fest ist. Verteilen Sie nun die Masse gleichmäßig auf das Backblech und lassen die Masse im Backofen zirka für 25 Minuten backen (E-Herd 150 °C, Gas Stufe 1, Umluft 125 °C). Die Oberfläche sollte knusprig sein und der Boden sich leicht lösen. Alles herausnehmen und abkühlen lassen. Jetzt legen Sie Backpapier auf ein Kuchengitter und bestäuben dies dick mit Puderzucker. Die Baiserplatte stürzen Sie nun auf das Backpapier und ziehen das andere Backpapier ab. Nun decken Sie die Platte mit einem feuchten Tuch ab und lassen diese auskühlen. Danach rühren Sie den Joghurt mit einem Päckchen Vanillin-Zucker glatt und verstreichen diesen auf der Baiserplatte. Lassen Sie 1 cm ungefähr am Rand frei. Dann geben Sie das Rhabarberkompott darauf und verteilen diesen. Dann alles seitlich aufrollen, Melisse zum Verzieren darauf geben und mit Puderzucker bestäuben. Alles kurz kalt stellen und abschließend servieren.

Pro Stück ca.: 160 kcal, F 3g, KH 31g, E 3g

5. Sport in den Wechseljahren

5.1 Sportarten in den Wechseljahren

Viele Frauen erleben während des Klimakteriums unliebsame Begleiterscheinungen aufgrund der hormonbedingten Umstellung. Ein Beispiel dafür sind Hitzewallungen. Könnten Sie ausgerechnet dann daran denken, Sport zu treiben? Wenn ja, ist das gar kein schlechter Gedanke, denn Sport kann helfen, diese Beschwerden zu lindern und Ihnen ein Stück Lebensqualität zurückzugeben. Außerdem beugt es Osteoporose vor. Krafttraining ist gut für die Knochen. Da Ihr Körper in den Wechseljahren weniger Östrogene produziert und dadurch Knochenmasse abgebaut wird, können Sie mit entsprechendem Training verhindern, dass Ihre Knochen porös werden. Durch Muskelanspannung regen Sie den Knochenbau an und eine Verdichtung der Knochenmasse erfolgt.

Ausdauersport hält Ihr Herz fit und schützt es. Gerade im Alter von zirka 40 bis 55 ist das Risiko bei Frauen, eine Herz-Kreislauf-Erkrankung zu bekommen, sehr hoch. Deshalb ist es sehr wichtig, regelmäßig zu trainieren und sich gesund zu ernähren. Des Weiteren hat Sport weitere Vorteile für Ihr Gefäßsystem. Bluthochdruck wird gemindert und die Durchblutung angeregt. Somit beugen Sie einer Arterienverkalkung vor, die einen Herzinfarkt oder andere Herz-Kreislauf-Erkrankungen hervorrufen kann. Folgende Sportarten sind gut für Ihr Herz-Kreislauf-System:

- Schwimmen gehen
- Fahrrad fahren
- Nordic Walking
- sowie Langlauf

Zu den unbeliebten Begleiterscheinungen gehört ebenfalls Gewichtszunahme. Pölsterchen an der Hüfte können durch Sportarten bekämpft werden, bei denen Sie viele Kalorien verbrennen. Effektiv sind hier Sportarten wie:

- Schwimmen
- Jogging
- Zumba
- Aerobic

Sportarten, die Stress abbauen und Ihrer Seele guttun, sollten Sie auch durchführen. Zudem werden durch Sport Endorphine ausgeschüttet, die glücklich machen und Ihr Schmerzempfinden senken. Im Grunde kann eigentlich jede sportliche Betätigung Ihr Wohlbefinden steigern, denn diese senkt die Ausschüttung des Stresshormons

Cortisol. Insgesamt fühlen Sie sich dadurch glücklicher. Auch Sport in einer Gruppe ist gut für Ihre Seele, da auch dann das Miteinander eine Rolle spielt. Solche Sportarten sind zum Beispiel Yoga, Wandern bzw. Spazierengehen, Tanzen oder Pilates. Wählen Sie immer eine Sportart aus, die Ihnen viel Spaß macht.

5.2 Krafttraining in den Wechseljahren

Da während des Klimakteriums Muskeln und Knochen schwinden, müssen Sie mit einer gesunden Ernährung und Proteinen dagegen steuern. Aber auch mit Sport können Sie viel für Ihre Knochen und Muskeln machen. Sport hilft nicht nur beim Abnehmen, sondern hat ebenfalls eine positive Auswirkung auf die Stimmung, Hormonkonzentration und den Blutdruck. Auch gegen die typischen Wechseljahresbeschwerden kann er sehr hilfreich sein.

Krafttraining ist in dieser Zeit besonders wichtig, damit Ihre Muskelmasse nicht abnimmt und erhalten bleibt. Denn Joggen oder Radfahren wirkt sich nicht viel auf Veränderung der Muskelmasse aus. Von daher müssen Sie ganz besonders auf das Krafttraining den Fokus setzen. Es ist nicht nur für Muskeln und Knochen gut, sondern verbessert ebenso Ihre Koordination und Balance. An zwei bis drei Tagen in der Woche sollten Sie schon Krafttraining ausüben.

Wenn Sie dafür nicht ins Fitness-Studio gehen können, lässt sich Krafttraining auch ganz einfach zu Hause und ohne Fitnessgeräte durchführen. Sie können dafür beispielsweise Hanteln oder Medizinbälle, Widerstandsbänder oder auch Ihr eigenes Körpergewicht nutzen.

1. Mit Widerstandsbändern trainieren.

Hier nutzen Sie den Widerstand der Bänder sowie Ihren Körper für die Belastung der Muskeln. Das Gute an diesen Bändern ist, dass sie günstig, handlich und klein sind. Außerdem können Sie diese überall nutzen und mitnehmen, wohin Sie wollen.

2. Mit Gewichten Krafttraining ausüben.

Hierfür können Sie Geräte im Fitnessstudio nutzen (lassen Sie sich in diesem Fall von einem Trainer die korrekte Benutzung zeigen) oder auch Kettlebells und Hanteln. Beides ist in unterschiedlichen Gewichtsgrößen erhältlich. Am besten ist es, mit den kleineren Gewichten zu starten. Führen Sie Ihre Übungen richtig aus und steigern Sie sich langsam.

3. Mit dem eigenen Körpergewicht trainieren.

Es geht auch ganz ohne Geräte. Nämlich mit dem eigenen Körpergewicht. Hierfür gibt es eine Reihe an effektiven Übungen, um mit Ihrem eigenen Körpergewicht zu trainieren, zum Beispiel Kniebeugen, Liegestütze oder Hockstrecksprünge. Übungen, die auf Ausfallschritten oder Sprüngen basieren, sind optimal für Kraftaufbau. Ausführung der Schritte mit Schnellkraft sind gut. Und Springen bewirkt durch die Krafteinwirkung die Stärkung Ihrer Knochen. Hochstrecksprünge sind dafür sehr gut geeignet. Dazu müssen Sie mit Ihren Füßen schulterbreit auseinanderstehen, dann in die Kniebeuge gehen, als würden Sie sich hinsetzen wollen, und strecken Sie Ihre Arme hinter sich. Dann strecken Sie Ihre Arme wieder nach vorne, springen Sie dann ab und strecken währenddessen beide Arme über Ihren Kopf. Landen Sie dann wieder sanft auf Ihren Füßen. Verdrehen Sie nicht Ihre Knie und halten Sie alles in einer Linie. Wiederholen Sie diese Sprünge für zirka 30–60 Sekunden in zwei Sätzen. Dazwischen legen Sie eine Pause von 60 Sekunden ein.

Für Krafttraining sind zwei bis drei Sätze mit zirka zehn Wiederholungen pro Übung empfehlenswert. Suchen Sie sich unterschiedliche und abwechslungsreiche Übungen aus. Nach dem Training sollten Sie Proteine zu sich nehmen. Hier empfehlen sich Proteinriegel oder Proteinshakes. Wenn Sie viel trainieren, sollten Sie zudem auf eine ausreichende Magnesiumzufuhr achten. Ein paar Dinge sind vor und während des Trainings wichtig.

Bevor Sie mit Ihrem Training starten, müssen Sie sich unbedingt aufwärmen. Denn wenn Ihren Muskeln kalt sind und sie belastet werden, können sie verletzt werden. Sie können am besten Ihre Muskeln mit ein paar Hampelmännern, auf einer Stelle laufen, Hüpfen oder etwas Jogging aufwärmen. Vergessen Sie während des Trainings nicht, zu atmen. Das ist ganz wichtig. Atmen Sie beim Heben des Gewichtes ein und beim Senken wieder aus. Ebenso wichtig ist es, dass Sie sich zwischendurch Ruhetage gönnen, damit sich die Muskeln entspannen können. Hier ist eine Faszienrolle nach dem Training besonders hilfreich. Rollen Sie Ihre Faszien mit der Rolle aus, damit das Bindegewebe nicht verklebt. Außerdem fördert das Ausrollen Ihre Flexibilität, lässt Muskeln schneller regenerieren und minimiert Muskelkater. Zusätzlich hilft es sehr gut gegen Cellulite.

5.3 Übungen mit dem eigenen Körpergewicht

Training mit Ihrem eigenen Körpergewicht ist am effektivsten. Die Muskeln geben an Ihre Knochen einen Impuls weiter, der einen Aufbau von neuer Masse fördert. Dazu kommt noch eine verbesserte Versorgung mit Nährstoffen und Sauerstoff durch das tiefe Atmen und die Durchblutungsförderung. Beides stärkt Ihr Allgemeinbefinden und das Skelett. Wärmen Sie sich vor jedem Training immer gut auf. Laufen Sie dazu etwas auf der Stelle und führen Sie ein paar Jumping Jacks aus. Lockern Sie anschließend Ihre Arme und bewegen Sie den Kopf in sämtliche Richtungen mit anschließendem kurzen Stretching.

Übung 1: Lunges/Ausfallschritte

Damit trainieren Sie Po und Beine. Stellen Sie sich mit einem hüftbreiten Stand hin und machen Sie immer abwechselnd nach vorn einen Ausfallschritt. Beugen Sie dabei Ihre Knie und senken Sie die Hüfte ab, bis Ihr hinteres Knie fast auf den Boden kommt. Halten Sie den Oberkörper dabei aufrecht.

Führen Sie 3 Sätze mit 30 Wiederholungen aus.

Übung 2: Push-Up/Liegestütz

Diese Übung ist sehr effektiv für Ihre Brust, die Schultern, Ihren oberen Rücken, die Körpermitte und Arme. Spannen Sie die Körpermitte an und legen Sie Ihre Hände nah am Körper und in Schulterhöhe ab. Drücken Sie sich aus dieser Position nach oben. Ihr ganzer Körper muss dabei eine gerade Linie bilden. Beugen Sie anschließend Ihre Arme und senken Sie Ihren Körper, soweit es geht, zum Boden ab. Den Kopf dabei angehoben lassen.

Übungsdauer: 3 Sätze mit 15 Wiederholungen

Übung 3: Squat/Kniebeugen

Diese Übung ist eine der wichtigsten. Damit trainieren Sie Po und Oberschenkelvorderseite. Stellen Sie sich mit den Beinen hüftbreit hin und lassen Sie die Fußspitzen etwas nach außen zeigen. Halten Sie den Rücken gerade, während Sie in die Kniebeuge gehen. Führen Sie die Übung so aus, als wollten Sie sich hinsetzen. Wenn Sie sich wieder aufrichten, spannen Sie den Po an und strecken Sie die Beine.

Hier werden 3 Sätze mit je 15 bis 20 Wiederholungen empfohlen.

Übung 4: Scissors/Schere

Diese Übung ist ein tolles Bauchtraining. Legen Sie sich auf den Rücken und legen Sie Ihre Arme ausgestreckt neben Ihrem Körper. Strecken Sie die Beine in die Luft in einem Winkel von zirka 30 Grad und machen Sie nun eine Scherenbewegung mit Ihren Beinen. Das eine geht nach unten, während das andere nach oben geht usw. Hierbei sollten Sie stets eine Spannung in Ihrem Bauch spüren. Führen Sie kontrollierte Bewegungen aus.

Führen Sie 3 Sätze mit 20 Scissor-Kicks aus.

Übung 5: Rudern

Dies ist eine gute Übung für Ihren oberen Rücken. Des Weiteren sorgt sie für Ihre aufrechte Haltung. Zu Hause können Sie diese Übung auch per

Resistance-Band gut durchführen. Setzen Sie sich auf den Boden und stellen Ihre Beine in einem leichten Winkel auf. Legen Sie die Mitte des Bandes um Ihre Füße, sodass Sie zwei Enden in den Händen halten, die möglichst gleich lang sind. Halten Sie den Oberkörper aufrecht und ziehen Sie das Band an Ihren Beinen seitlich nach hinten vorbei. Vergessen Sie nicht, dabei Ihre Ellenbogen eng am Körper entlang zu führen und zum Schluss Ihre Schulterblätter zusammenzuziehen. Anschließend strecken Sie die Arme wieder nach vorn.

Wiederholen Sie die Übung 15–20 Mal in drei Sätzen.

Übung 6: Plank/Unterarmstütz

Hierbei werden am besten die Tiefenmuskulatur und Körpermitte trainiert. Legen Sie Ihre Unterarme auf den Boden ab, die Schultern lassen Sie leicht über Ihrem Ellbogen und spannen Ihren kompletten Körper an. Ihr Kopf muss dabei eine Linie mit Ihrem Körper bilden.

Empfohlen werden für Anfänger 3 Sätze zu je 30 Sekunden. Danach können Sie sich nach und nach steigern.

Übung 7: Sideplank

Wenn Sie den Plank gut können, schaffen Sie diese Übung auch. Stützen Sie sich seitlich auf Ihren Unterarm und heben Sie die Hüfte vom Boden ab.

Diese muss mit Ihrem Körper eine Linie bilden. Heben Sie anschließend Ihren oberen Arm zur Decke.

Starten Sie mit 3 Sätzen zu je 30 Sekunden.

Lockern Sie nach dem Training immer Ihre Muskulatur, damit die Spannung rausgeht und wieder Sauerstoff in Ihre Muskeln gelangen kann. Schütteln Sie dazu Arme und Beine aus, laufen Sie locker auf der Stelle und atmen Sie tief ein und aus. Wenn Sie möchten, führen Sie noch leichtes Stretching aus.

5.4 Ausdauertraining in den Wechseljahren

Mit Sportarten wie Joggen, Radfahren, Wandern und Schwimmen fördern Sie Ihre Ausdauer. Des Weiteren verbessern sich Ihre Bluttfett- und Stoffwechselwerte. Damit senken Sie das Risiko einer Herz-Kreislauf-Erkrankung. Sport schützt zudem auch vor einigen Krebserkrankungen wie Brust- oder Darmkrebs. Mit Ausdauersport bekommen Ihre Körperzelle viel Sauerstoff. Zusätzlich werden in Ihrem Gehirn viele neue Vernetzungen gebildet. Ihr Kopf ist wieder frei – Sie können wieder klar denken. Des Weiteren werden auch Glückshormone ausgeschüttet, die Sie positiver denken lassen.

6. Bonus: Anti Aging

Eine ungesunde Ernährung, ungenügender Schlaf und zu viel Stress lassen Ihre Haut altern. Leider lassen sich Falten nicht stoppen und die Haut verliert mit zunehmendem Alter an Spannkraft, doch Sie können mit den richtigen Mitteln sowie ein paar Tipps und Tricks diesem Prozess gut entgegenwirken. Es gibt verschiedene Produkte, Maßnahmen und Behandlungen, die das Hautaltern verlangsamen.

Bereits ab einem Alter von 25 nimmt die Zellaktivität ab. Dadurch wird die Zellerneuerung verlangsamt und Ihre Haut verliert an Elastizität. Das führt dazu, dass Sie erste Fältchen bekommen. Wenn Sie also Ihre jugendliche Haut behalten möchten, müssen Sie schon im Alter von 25 entsprechend Maßnahmen gegen das Altern durchführen. Folgende Faktoren tragen zur Alterung der Haut bei:

- Ein individueller Lebensstil
- Gene, auf die Sie keinen Einfluss haben.
- Verschiedene Umweltfaktoren

Eine starke Sonneneinstrahlung begünstigt die Alterung der Haut sowie eine Entstehung der freien Radikalen. Zusätzlich wird Kollagen abgebaut. Nutzen Sie eine feuchtigkeitsspendende Tagescreme, die einen Lichtschutzfaktor enthält, das beugt Falten vor. Ausreichender Schlaf von 7 bis 8 Stunden jede Nacht halten Ihren Teint länger frisch und die Haut sieht straffer aus. Vermeiden Sie unbedingt, zu rauchen, denn das ist Gift für Ihre Haut. Hierdurch wird die Bildung der freien Radikale gefördert und die Blutgefäße werden verengt. Das greift die Hautzellen an und verschlechtert die Durchblutung drastisch.

Auch wenn Sie es sich wünschen würden: Die Hautalterung ist unaufhaltsam. Jedes Jahr muss Ihre Haut an Spannkraft und Elastizität einbüßen – und das schon ab dem 25. Lebensjahr. Von daher ist es ratsam, in diesem Alter schon mit den Anti-Aging-Maßnahmen zu beginnen. Und es gibt sogar ein paar Mittelchen sowie Tipps und Tricks, wie sich dieser Prozess erheblich verlangsamen lässt.

Tipps:

1) Wenn Sie vitale Hautzellen und einen glatten frischen Teint haben wollen, müssen Sie Ihre Haut, so gut es geht, vor Umwelteinflüssen schützen und sich gesund ernähren. Was Sie allerdings nicht beeinflussen können, sind Ihre Gene. Von daher ist es umso wichtiger, Ihre Haut vor

äußeren Einflüssen zu bewahren. Setzen Sie sie zu stark der Sonne aus, altert Ihre Haut schneller und baut Kollagen ab. Tragen Sie hierzu täglich eine Tagescreme auf, die feuchtigkeitsspendend ist und einen Lichtschutzfaktor besitzt. So beugen Sie Falten vor.

2) Schlaf ist ein zusätzlicher wichtiger Faktor, um die Haut jung zu halten. Zu wenig Schlaf gibt sehr schnell Falten. Schlafen Sie aus diesem Grunde ausreichend. Ungefähr 7 bis 8 Stunden sollten es schon jede Nacht sein, damit sich Ihre Haut erholen und regenerieren kann. Im Schlaf werden des Weiteren Interkeukine produziert. Dies sind die Botenstoffe von den Zellen Ihres Immunsystems.

3) Falls Sie rauchen, geben Sie es am besten sofort auf, denn das ist absolutes Gift für Ihre Haut. Rauchen verengt Ihre Blutgefäße und fördert, dass sich freie Radikale bilden können. So können Ihre Hautzellen angegriffen und dadurch die Durchblutung erheblich verschlechtert werden.

4) Bewegen Sie sich regelmäßig und ausreichend. Wichtig ist dazu eine gesunde Ernährung. In vielen gesunden Lebensmitteln finden Sie Antioxidantien. Diese neutralisieren freie Radikale. Das ist ein großer Vorteil, denn freie Radikale bestehen aus aggressiven Sauerstoffverbindungen und diese greifen Ihre Hautzellen an. Außerdem

sorgen sie für Falten und gräuliche Haut. Sie finden Antioxidantien zum Beispiel in Obst, Gemüse, Fisch, Nüssen und Vollkornprodukten.

5) Trinken Sie ausreichend. Es ist notwendig, mindestens zwei Liter Flüssigkeit am Tag zu sich zu nehmen. Dies beugt Falten vor. Am besten ist, wenn Sie Wasser oder gesunden Tee trinken und auf Limonaden und Säfte, so gut es geht, verzichten. Zuviel Zucker ist Gift für Ihren Körper.

7. Schlusswort

Nun möchten wir uns abschließend recht herzlich für Ihre Aufmerksamkeit und für das Lesen dieses Buches bedanken. Wenn Sie all die Tipps und Ratschläge, so gut es geht, beachten, kann es Ihnen sehr gut gelingen, in den Wechseljahren nicht an Gewicht zuzunehmen oder sogar Gewicht zu verlieren. Wir wünschen Ihnen viel Kraft, Erfolg und vor allem viel Glück in dieser Zeit und dass Ihnen alles gelingt, was Sie sich als Ziel gesetzt haben. Und wenn Sie mal eine Tiefphase haben, geben Sie nicht auf. Alles Gute für Sie!

Liebe Leserin, lieber Leser,

hat Ihnen dieses Buch gefallen? Wir freuen uns über Ihre Verbesserungsvorschläge, Kritik und Fragen zum Buch.

Die Meinung und Zufriedenheit unserer Leserinnen und Leser ist uns sehr wichtig.

Kontaktieren Sie uns deshalb gerne und schreiben uns eine E-Mail an *feedback@eulogiaverlag.de*

Wir freuen uns auf Ihre Nachricht.

Herzlichst

Ihr Eulogia Verlags Team